广州中医药大学

特色教材

总主编　王省良

医学免疫学与病原生物学实训教材

主　编　邝枣园

科学出版社

北　京

内 容 简 介

本教材内容分为五部分，分别为医学免疫学、医学微生物学、医学寄生虫学、综合性实验和自主设计实验及范例。从简单到复杂，基本到综合，有基础验证性实验，还有综合设计性实验。每个实验分别包括实验目的、实验原理、实验材料、实验方法、结果观察、注意事项和思考题 7 个部分，编写时注重实验方法的说明，并提供必要的图表，便于学生对实验的理解和操作，力求将基本理论与操作技术有机结合。探索了在教师的正确引导下，学生自主设计实验，锻炼其综合实践能力。另在本书最后还附有常用培养基配制、常用染色液配制和常用试剂配制，以供学生参考和查阅。

本书适用于中医、中西医结合、针灸推拿、中药学、中药资源、药物制剂、药学等专业的医学免疫学和病原生物学的实验教学。

图书在版编目（CIP）数据

医学免疫学与病原生物学实训教材/邝枣园主编．—北京：科学出版社，2015.6

广州中医药大学特色教材

ISBN 978-7-03-045063-0

Ⅰ. 医… Ⅱ. 邝… Ⅲ. ①医学-免疫学-中医学院-教材 ②病原微生物-中医学院-教材 Ⅳ. ①R392 ②R37

中国版本图书馆 CIP 数据核字（2015）第 131796 号

责任编辑：郭海燕 曹丽英 / 责任校对：桂伟利

责任印制：李 彤 / 封面设计：范璧合

科学出版社 出版

北京东黄城根北街 16 号

邮政编码：100717

http://www.sciencep.com

北京虎彩文化传播有限公司 印刷

科学出版社发行 各地新华书店经销

*

2015 年 6 月第 一 版 开本：787×1092 1/16

2024 年 1 月第七次印刷 印张：10 1/2

字数：246 000

定价：29.80 元

（如有印装质量问题，我社负责调换）

《医学免疫学与病原生物学实训教材》

编　委　会

主　编　邝枣园

编　委　（以下按姓氏笔画排序）

王宏敏　邝枣园　孙继贤　李　岩

李建婷　沈　耿　张　韧　黄雅丽

丛书编写说明

国家规划教材和行业规划教材是专业人才培养的基石，体现了全国专业和课程建设的整体水平，具有先进性和权威性。我校历来积极参与各类规划教材的建设和编写工作，取得了一定的成绩。各类规划教材在我校专业人才培养过程中，发挥了不可替代的作用。

“十二五”以来，为了适应学校发展及教育思想、教学理念、人才培养模式的转变，我校广大教师以极大的热情开展教育教学改革，为提高人才培养质量勇于探索，不懈努力。近年来，我校课程改革实施的依托和课程改革成果的外化——广州中医药大学自编教材（讲义），在学校各专业年级试用，深受学生喜爱。为此，学校应势而为，在广泛使用的自编教材和讲义中，遴选了一批特色教材培育和建设对象。遴选的原则首先要求编写目的明确、针对性强、知识体系完整，充分反映本学科的知识点和方法论，符合学习者的认知规律，充分体现我校办学指导思想和特色。特色教材要贯穿以下几个原则：①融合岭南中医药历史和成就，体现鲜明区域特色；②融合学科研究最新成果，体现学科水平；③融合长期以来课程建设和改革成果，体现课程历史和地位；④融合教育思想和教学方法改革成果，体现教学研究水平。

2013年下半年经教师申报、学校教学指导委员会专家遴选并审定，2014年6月与科学出版社签订了第一批特色教材出版合同，共六本（套）：《中药学》（吴庆光主编），《临床针灸学》（许能贵、符文彬主编），《临床医技学》（赵萍主编），《中西医结合PBL教材（学生版）》（黄燕、王小云主编），《医学免疫学与病原生物学实训教材》（邝枣园主编），《伤寒论图表导学（中英文对照）》（罗广波主编）。

在编者的辛勤努力下，经历了编写、试用和修订等过程，今日终得付梓。在探索和求新的过程中，不免有偏激，甚或错漏之处，言者一并海纳，虚心听取，积极改正。

广州中医药大学教学指导委员会

2015年6月20日

前　言

实验教学是《医学免疫学与病原生物学》的重要组成部分，是培养学生实践能力和创新能力的重要环节。我们从 2002 年起，围绕该实验教学进行了不少探索和改革，尤其是在自主设计性实验中探索了教师如何正确引导学生做到真正意义上的自主设计实验，而且实验又切实可行，同时锻炼学生的综合实践能力。经过多年来的实践，形成了较好的系列做法，本次写入教材，希望对同行能够有所启发。

《医学免疫学与病原生物学实训教材》分为五部分，分别是医学免疫学、医学微生物学、医学寄生虫学、综合性实验和自主设计实验及范例。内容从简单到复杂，从基本到综合，有基础验证性实验，还有综合设计性实验。每个实验分别包括实验目的、实验原理、实验材料、实验方法、结果观察、注意事项和思考题 7 个部分，编写时注重实验方法的说明，并提供必要的图表，便于学生对实验的理解和操作。为方便学生的学习，在本教材的编写中力求将基本理论与基本操作技术有机地结合，以便于学生通过实验操作，进一步理解和领会教材的基本理论。在自主设计性实验中探索了在教师的正确引导下，学生自主设计实验，以锻炼其综合实践能力。另外，在本书最后还附有常用培养基配制、常用染色液配制和常用试剂配制，以供学生参考和查阅。

本书适用于中医、中西医结合、针灸推拿、中药学、中药资源、药物制剂、药学等专业的医学免疫学和病原生物学的实验教学。

本教材定位于本科生实验教材，以五年制、七年制为主，适合用于中医、中西医结合、针灸推拿、中药学、中药资源、药物制剂、药学等专业的医学免疫学和病原生物学的实验教学。

本教材的编写得到了广州中医药大学微生物学与寄生虫学教研室、西医基础公共实验室各位老师的积极支持，在此表示衷心感谢！

限于我们的水平、经验有限，本教材难免有不妥之处，殷切期望同行的批评指正。

广州中医药大学微生物学与寄生虫学教研室

2014 年 9 月 25 日

目　　录

医学免疫学

医学微生物学

医学寄生虫学

综合性实验

自主设计实验及范例

附录

实验须知

【医学免疫学与病原生物学实验目的】

（1）帮助学生对理论知识的理解和运用。

（2）学习和掌握医学免疫学与病原生物学实验基本操作技术。

（3）培养和提高学生科学实验的能力，即观察记录实验结果、理论联系实际、综合分析实验现象、互相协作的科研团队精神。

【医学免疫学与病原生物学实验要求】

（1）课前充分预习，明确实验目的、原理、操作方法及注意事项，降低实验的失误率。

（2）实验中，认真按照实验步骤和要求操作，坚持实验的严肃性、严谨性，仔细观察并客观记录实验结果。分组实验，每位组员都要积极参与、密切配合。

（3）实验结束后，根据实验原理、相关知识对实验结果进行总结和分析，如果实验实际结果与理论预期不相符，要分析原因，总结经验，以逐步提高科学思维和操作能力。

（4）严格遵守实验室生物安全制度，以防各种事故发生。

实验室生物安全

医学免疫学与病原生物学实验中会接触到病原性生物，为了保护操作者人身安全及实验室财产安全、防止环境污染，要求操作者遵守以下规则。

(1) 每次进入实验室必须穿实验服，按规定就座。实验指导、记录本和文具等必需品应放在实验台抽屉里，非实验必需品，不准带进实验室。

(2) 遵守课堂纪律，不得高声谈笑及乱动物品。禁止在实验室内饮食、抽烟。

(3) 树立牢固的无菌概念，实验严格遵守无菌操作。

(4) 实验用过的所有染菌器材，不能随意摆放和丢弃，实验结束后放入含有消毒液的消毒缸中。接种环使用完，灼烧灭菌后放回原处。

(5) 实验过程中如果发生意外，应立即报告老师，及时做以下处理。

1) 皮肤破损：先除尽异物，用蒸馏水或生理盐水冲洗后，涂以2%碘酒。

2) 灼伤：涂以凡士林油、5%鞣酸。

3) 菌液进入口腔：立即吐出，用大量清水漱口，必要时服用抗生素进行预防，并密切观察身体反应，如有不适，立即就医。

4) 菌液泼洒溢流至桌面：抹布浸蘸2%～3%来苏或5%苯酚溶液，盖在污染处0.5h后，才可抹去清洗。如手上沾有菌液，浸泡于上述消毒液10～20min后，再以肥皂、清水洗净。

(6) 注意水、电、酒精灯的安全使用。易燃物品（二甲苯、乙醇等）勿靠近酒精灯；酒精灯不可互相直接点燃；如遇火险，先关掉电源，再以湿布和沙土覆盖灭火。

(7) 实验完毕，按要求清理桌面，物品放回原处，打扫卫生，需培养的物品放至培养箱。

(8) 离开实验室前，脱下实验服，反向折叠放入塑料袋中，双手浸泡于消毒液5～10min，再用肥皂、清水洗净后，方可离开实验室。未经许可，不得将实验室任何物品（尤其是菌种）带出实验室。

医学免疫学

实验一　吞噬作用及溶菌酶实验

【实验目的】

熟悉白细胞的吞噬作用（phagocytosis）及溶菌酶实验的原理和方法。

通过本实验理解机体的非特异性免疫机制。

【实验原理】

机体内具有吞噬功能的细胞大致分为两大类，即小吞噬细胞和大吞噬细胞。小吞噬细胞一般是指血液中的中性粒细胞、嗜酸粒细胞；大吞噬细胞则是指存在于组织中的巨噬细胞和血液中的大单核细胞。它们能吞噬侵入体内的异物（如微生物）并将其水解，是机体天然防御功能的重要组成部分。本实验通过体外或动物体内的细胞吞噬及溶菌酶实验，以证实机体的非特异性免疫机制。

【实验材料】

1. 器材

显微镜、载玻片、厚凹玻片、接种环、采血针、滴管、湿盒、恒温培养箱、注射器、针头、打孔器、平皿、酒精灯、火柴。

2. 试剂

3.8%柠檬酸钠、2%碘酒、75%乙醇、瑞氏染液（Wright's stain，亚甲蓝-伊红）、蒸馏水、6%可溶性淀粉、1%鸡红细胞悬液、溶壁微球菌（100mg/ml）、1/15mol/L 磷酸盐缓冲液（pH6.4）、琼脂、标准溶菌酶（100μg/ml）、新鲜鸡蛋清（1∶10）、生理盐水、香柏油。

3. 菌种

金黄色葡萄球菌 18～24h 培养液。

4. 动物

小白鼠。

【实验方法】

1. 中性粒细胞的吞噬作用（小吞噬）

1）取金黄色葡萄球菌菌液 1～2ml，注射于小白鼠腹腔内。

2）经 5h 后将动物解剖，用棉拭子取其腹腔液涂成薄片。

3）自然干燥后瑞氏染色（2～3min）、镜检。

瑞氏染色法：干燥后的涂片上滴加瑞氏染液 2～3min；再加约等量的新鲜蒸馏水，均匀吹 5min；水洗、待干、镜检。注意事项：瑞氏染色主要应用于血涂片及大小吞噬细胞涂片染色；染色时应注意不要让染液干涸于涂片上，否则片上将有许多染渣，影响结果观察。

2. 大吞噬实验

1）实验前 3 天，于小白鼠腹腔内注射 6%可溶性淀粉肉汤 1ml。

2）实验当天，于每只小白鼠腹腔内注射 1%鸡红细胞悬液 1ml，并轻揉腹部。

3）注射后 30min，用注射器吸取腹腔液少许，置于洁净载玻片上，推成涂片、晾干。

用瑞氏染液染色。

4）油镜观察小白鼠巨噬细胞吞噬鸡红细胞现象（鸡红细胞为有核红细胞），并计算吞噬细胞的百分率。

3. 溶菌酶测定

1）将含1%琼脂的磷酸盐缓冲液（1/15mol/L）100ml加热熔化，待冷至50～60℃时加入溶壁微球菌菌液1ml（每毫升琼脂内含标准微球菌1mg）混合均匀，注入无菌平皿，每个平皿15ml。一共准备4个平皿。

2）琼脂凝固后，用打孔器在琼脂板上打4个孔，孔径5mm，孔距相等。

3）用1ml注射器吸取唾液（由实验者收集自己的唾液于洁净平皿中，取下层清液使用），加入琼脂孔内，以注满为度。同时以标准溶菌酶、鸡蛋清作为阳性对照，生理盐水作为阴性对照，分别做好标记。

4）将平皿置于实验台上于室温中过夜，第二天观察琼脂孔周围的溶菌环。根据溶菌环直径的大小比较唾液及两个阳性对照的实验结果，分析试剂中溶菌酶的含量。

【结果观察】

1）观察中性粒细胞吞噬金黄色葡萄球菌的小吞噬现象。

2）观察小白鼠巨噬细胞吞噬鸡红细胞现象（鸡红细胞为有核红细胞），并计算吞噬细胞的百分率。

3）观察溶菌酶实验中溶菌环的大小。

【注意事项】

1）小吞噬实验注射金黄色葡萄球菌菌液时切勿刺伤内脏；大吞噬实验时使小白鼠处于直立姿势有利于腹腔渗出液的抽取。

2）溶菌酶实验中应注意无菌操作，否则杂菌生长会影响溶菌环的观察。

【思考题】

1）在吞噬细胞中发现细菌时，如何区别吞噬的细菌和黏附在吞噬细胞表面的细菌？

2）简述机体非特异性免疫的概念及特点。

附录　试剂配制

1）6%可溶性淀粉肉汤：取肉汤培养基100ml，加入可溶性淀粉6g，混匀后煮沸灭菌，冷却后置4℃冰箱保存（只能保存1周）。使用时37℃水浴溶解。

2）1%鸡红细胞悬液：取肝素抗凝鸡血1ml，加生理盐水99ml混合。

3）瑞氏染液：瑞氏染粉0.1g，甲醇60ml，先将染粉置于研钵内加少量甲醇研磨，然后加入全部甲醇。配好的染液要装瓶塞紧，放置两周后使用。

4）溶壁微球菌菌液的制备：菌种于使用前先在琼脂斜面上传代1次，然后接种于琼脂斜面培养基中，37℃培养24h后收集菌苔，称重、用pH6.4磷酸盐缓冲液配成100mg/ml菌液。经70℃水浴1h杀菌，置于4℃冰箱中备用。

5）1/15mol/L磷酸盐缓冲液（沙伦生PBS）（pH6.4）：甲液为无水Na_2HPO_4 9.46g溶于1000ml蒸馏水；乙液为无水KH_2PO_4 9.078g溶于1000ml蒸馏水。然后取甲液27ml，乙液73ml，加入NaCl 0.5g即可。

实验二 凝集反应

【实验目的】

了解凝集反应的原理、基本类型及用途。

熟悉直接凝集试验（玻片凝集试验、试管凝集试验）、间接凝集试验的实验方法和结果分析。

【实验原理】

细菌和红细胞等颗粒性抗原，当与相应抗体特异结合后，在适量电解质存在的条件下，可逐渐聚集，出现肉眼可见的凝集现象，称为凝集反应。反应中的抗原称为凝集原（agglutinogen），抗体称为凝集素（agglutinin）。反应过程可分为两个阶段：①抗原抗体的特异结合；②出现可见的颗粒凝集。

凝集试验既是一个定性的检测方法，即根据凝集现象的出现与否判定结果阳性或阴性；也是一个半定量的检测方法，即将标本作一系列倍比稀释后进行反应，以出现阳性反应的最高稀释度作为滴度。由于凝集反应方法简便，敏感度高，因此在临床检验中被广泛应用。

凝集反应可分为直接凝集（direct agglutination）反应和间接凝集（indirect agglutination）反应两大类。

直接凝集反应是指细菌、红细胞等颗粒性抗原，在适量电解质参与下，直接与相应抗体结合而出现的凝集现象。常用的凝集试验有玻片法和试管法两种。玻片凝集试验（slide-agglutination test）是定性凝集试验。将含有已知抗体的诊断血清与未知细菌或待定型的红细胞滴在玻片上混匀，数分钟后，如出现凝集颗粒，为阳性反应。此法简便快速，主要用于鉴定细菌和血型。

人类 ABO 血型抗原有 A 和 B 两种。A 型红细胞膜上有 A 抗原，B 型红细胞膜上有 B 抗原，AB 型有 A 和 B 两种抗原，而 O 型则不含有 A 抗原和 B 抗原。据此，如分别将抗 A 和抗 B 血清与待测红细胞混合，则抗 A 和（或）抗 B 血清与红细胞表面上的相应抗原结合而引起红细胞凝集，根据其凝集状况便可判定受试者的血型（表 1）。

表 1　血型鉴定试验结果与判定

诊断血清 / 凝集反应 / 血型	抗 A	抗 B
A	+	－
B	－	+
AB	+	+
O	－	－

注：“+”表示凝集；“－”表示无凝集

试管凝集试验（tube agglutination test）为半定量试验，在微生物学检验中常用已知细菌作为抗原液与一系列稀释的受检血清混合，保温后观察每管内抗原凝集程度，通常以产生明显凝集现象的最高稀释度作为血清中抗体的效价（titer），亦称为滴度。在试验中，由于电解质浓度和 pH 不适当等，可引起抗原的非特异性凝集，出现假阳性反应，因此必须设不加抗体的稀释液作为对照组。

临床上常用的直接试管凝集试验为肥达试验（Widal test）和外斐试验（Weil-Felix test）。在输血时也常用于受体和供体两者的红细胞和血清的交互配血试验。

间接凝集反应是将可溶性抗原（或抗体）先吸附于适当大小的与免疫特异性无关的颗粒性载体的表面，形成人工免疫微球（或致敏载体），然后与相应抗体（或抗原）作用，在适宜的电解质存在的条件下，出现的特异性凝集现象，或称为被动凝集（passive agglutination）反应。这种反应适用于各种抗体和可溶性抗原的检测，其敏感度高，因此广泛应用于临床检验。

类风湿因子（rheumatoid factor，RF）是类风湿关节炎血清中针对 IgG 的 Fc 片段上抗原表位的一类自身抗体，类风湿因子阳性患者较多伴有关节外表现，如皮下结节及血管炎等。类风湿因子可与 IgG 的 Fc 段结合。将变性 IgG 包被于聚苯乙烯乳胶颗粒上，此致敏乳胶在与待测血清中的类风湿因子相遇时，可发生肉眼可见的凝集。

将待测样品与已知抗体混合作用一定时间后，再将其与相应抗原致敏的乳胶颗粒混合。如待测样品中含有相应抗原，便可与加入的抗体结合，当再加入致敏乳胶颗粒后，则没有相应的抗体与乳胶颗粒表面的抗原结合而发生凝集，这就是间接乳胶凝集抑制试验（图 1）。妊娠试验（pregnancy testing）就是一个典型例子。

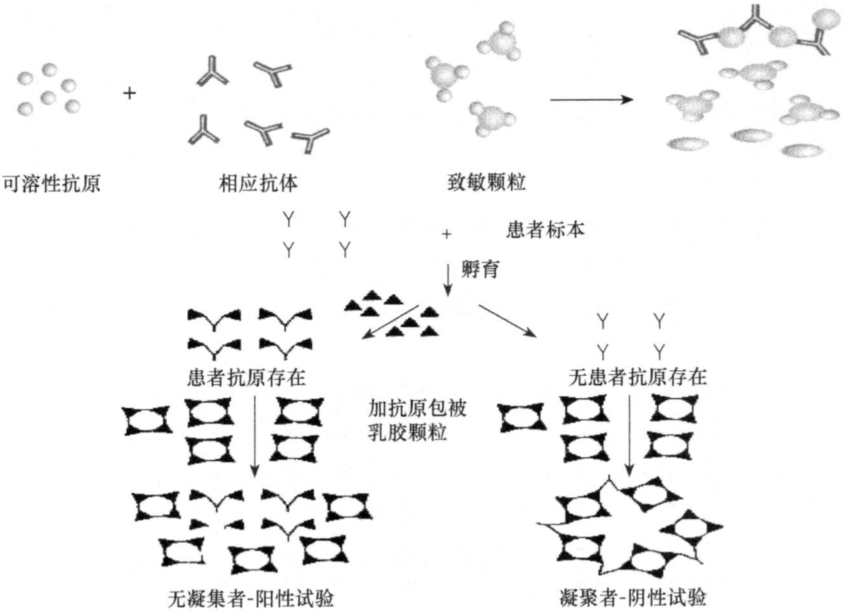

图 1　间接乳胶凝集反应

【实验材料】

1. 器材

洁净载玻片、巴氏吸管、乳胶皮头、接种环、酒精灯、特种铅笔（或记号笔）、小试管、牙签、采血针、75%酒精棉球、5%红细胞悬液、无菌干棉球、试管架、1ml 和 5ml 刻度吸管、37℃恒温箱（或 37℃/56℃水浴箱）、显微镜。

2. 试剂

伤寒杆菌、大肠杆菌 18～24h 琼脂斜面培养物、伤寒杆菌 H 血清、伤寒杆菌 H 菌液、待测孕妇尿液、人绒毛膜促性腺激素（HCG）阳性孕妇尿液、1∶10稀释伤寒杆菌诊断血清、1∶10痢疾杆菌免疫血清、ABO血型标准血清、类风湿免疫诊断试剂（用变性IgG致敏的乳胶颗粒）、HCG致敏乳胶试剂、兔抗HCG诊断血清、待测血清、生理盐水。

【实验方法】

1. 直接凝集

(1) 玻片凝集试验

1）取洁净玻片一张，用蜡笔划分为3格，并标明号码。

2）用灭菌接种环分别取伤寒杆菌免疫血清、痢疾杆菌免疫血清及生理盐水各2或3环，分别放于玻片上的1格中。

3）用灭菌接种环分别取伤寒杆菌培养物1或2环，先加于玻片上的生理盐水中，并使之混匀，再取菌分别混匀于伤寒杆菌、痢疾杆菌免疫血清中（注意每次取菌前后，均应灼烧接种环，以免影响结果）。

4）轻轻摇动玻片，经1～2min后，观察有无凝集现象并记录。如液体呈均匀乳浊状，为无凝集“－”（阴性反应）；如出现乳白色凝集颗粒，并使液体变清，为凝集“＋”（阳性反应）。

(2) 人类ABO血型鉴定试验

1）用酒精棉球消毒无名指指端皮肤或耳垂，待乙醇干后用无菌采血针刺破皮肤，用毛细吸管取血1～2滴，放入含1ml生理盐水的小试管中，混匀，成为待检红细胞悬液（约2%）。取血后，应立即用无菌干棉球压迫针眼止血。

2）取凹玻片或载玻片1张，用记号笔分为两格，并注明A、B字样。

3）用巴氏吸管吸取抗A血清、抗B血清各1滴，分别滴于A、B格内（也可用2ml的一次性注射器代替巴氏吸管）。

4）另用巴氏吸管取待测5%红细胞悬液，于A格和B格内各加1滴。然后分别用牙签将抗血清与红细胞搅拌均匀（也可轻轻晃动载玻片以促其充分混匀），以加速其反应。将玻片放置于实验台上静置数分钟后，在白色背景下观察凝集情况。

(3) 试管凝集反应：肥达试验

1）取洁净小试管8只并依次排列于试管架上，用特种铅笔或记号笔按顺序注明号码。

2）将1ml刻度吸管套上乳胶皮头，吸取生理盐水0.9ml加至1号试管，余下每管中分别加入0.5ml生理盐水。

3）用1ml刻度吸管吸取0.1ml抗伤寒杆菌H血清于1号试管中。

4）用1ml吸管在1号试管内连续吸吹3次，使血清与生理盐水充分混匀，然后吸取0.5ml加至2号试管，随后按上法进行倍比稀释直至7号试管，最后从7号试管中吸出0.5ml混合液弃去。至此，1～7号试管的血清稀释度依次为1∶10、1∶20、1∶40、1∶80、1∶160、1∶320、1∶640，而8号试管中只有0.5ml生理盐水，此管是阴性对照管（图2）。

5）取5ml吸管吸取伤寒杆菌H菌液，加于1～8号试管中，各加0.5ml。此时，每支试管中的液体量均为1ml，1～7号试管的血清最终稀释度分别为1∶20、1∶40、1∶80、1∶160、1∶320、1∶640、1∶1280。

6）持试管架轻轻振荡摇匀，以使血清与菌液混合均匀。然后置于37℃恒温箱过夜或56℃水浴箱2h，再观察结果。

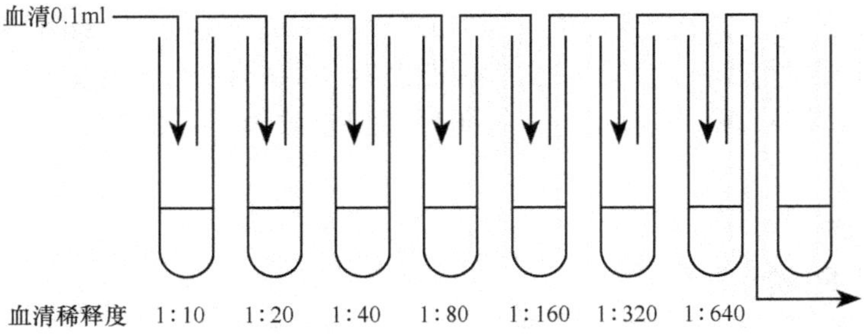

图 2 血清等倍稀释法图示

2. 间接凝集

（1）类风湿因子测定

1）用生理盐水将待测血清稀释 1∶20。

2）用巴氏吸管吸取 1∶20 待测患者血清 1 滴于载玻片上，然后加 1 滴类风湿免疫诊断试剂。

3）持玻片轻轻晃动使之充分混匀。5min 内出现均匀的乳白色凝集颗粒者为阳性，无凝集者为阴性。

应在 5min 内观察结果。因放置过久可出现假阳性。

（2）妊娠试验（间接乳胶凝集抑制试验）

1）取 1 张凹玻片置于实验台上，用标记笔划线分为 3 格，并注明甲、乙、丙。

2）用巴氏吸管吸取生理盐水 1 滴加入乙格中，然后取待测孕妇尿液 1 滴加在甲格中，另用巴氏吸管吸取 HCG 阳性孕妇尿液 1 滴加在丙格中。

3）于甲、乙、丙格中各加入 1 滴兔抗 HCG 血清。分别用牙签将反应液充分搅拌均匀，静置 30s 至 1min。

4）于甲、乙、丙格中各加入 1 滴 HCG 致敏乳胶试剂，分别搅拌均匀。静置 10min 左右观察结果。

【结果观察】

1. 直接凝集

（1）玻片凝集试验：如上述混合悬液由均匀混浊状变为澄清透明，并出现大小不等的乳白色凝集块者（图 3B）为阳性（+）；如混合物仍呈均匀混浊状（图 3A）则为阴性（−）。如肉眼观察不够清楚，可将玻片置于显微镜下用低倍镜观察。

（2）人类 ABO 血型鉴定试验：如混合液由均匀红色混浊状逐渐变为澄清（图 4B），并出现大小不等的红色凝集块者为红细胞凝集；若混合液仍呈均匀混浊状（图 4A），则表明红细胞未发生凝集。

如肉眼观察不够清楚，可将玻片置于显微镜下用低倍镜观察。

（3）试管凝集反应：肥达试验

1）对照管（第 8 号试管）：上清液混浊，管底有沉淀物，如斜置试管可见其流动，若轻轻振荡便分散呈混浊状。

2）试验管：按 1～7 号试管依次观察。如有凝集（此为阳性），可见管底有凝集块，平铺于试管底部，边缘向上卷曲或出现凝结颗粒，轻摇即升起，伤寒杆菌 H 菌液的凝集块呈絮状，液体上部澄清。阴性者则与对照管（第 8 号试管）相同。

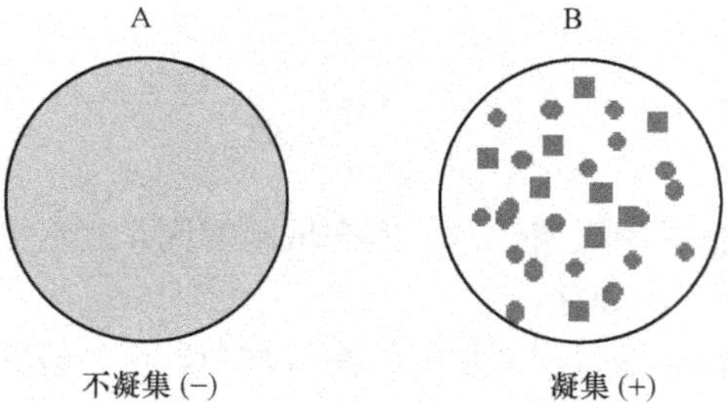

图 3　玻片凝集试验结果

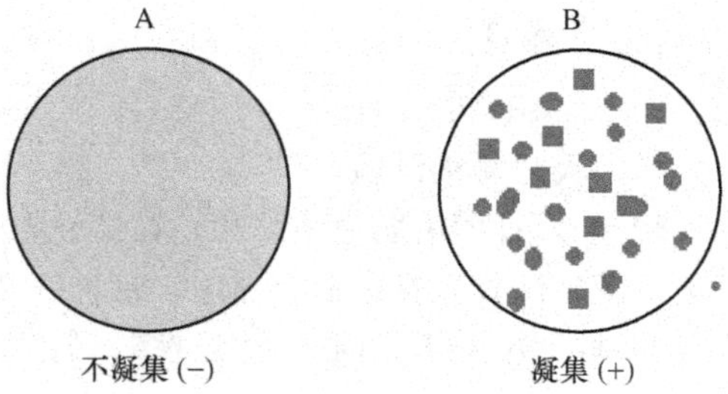

图 4　人类 ABO 血型鉴定试验结果

3）凝集强弱的判定与记录

＋＋＋＋表示细菌全部凝集。试管底部有大量凝集块，上清液澄清透明。

＋＋＋表示绝大部分细菌凝集，凝集物较多或与＋＋＋＋相当，上清液澄清。

＋＋表示部分（约 50%）细菌发生凝集，凝集物较少，呈颗粒状，上清液基本澄清。

＋表示凝集物很少，需仔细观察才能发现，上清液基本浑浊。

－表示不凝集。与阴性对照管相同。

4）判定凝集效价（滴度）：以凝集物明显可见，且血清稀释度最高的那一号试管的血清最终稀释度为血清效价。

2. 间接凝集

（1）类风湿因子测定：乳白色凝集颗粒者为阳性，无凝集者为阴性。

（2）妊娠试验（间接乳胶凝集抑制试验）

妊娠试验诊断阴性：出现凝集现象，即凝集未被抑制，说明待检尿液中无 HCG。

妊娠试验诊断阳性：不出现凝集，即凝集被抑制，说明待检尿液中有 HCG（表 2，图 5）。

表 2　妊娠试验程序

组别	甲	乙	丙
抗原	待测尿液	生理盐水	HCG 阳性尿液
抗体	抗 HCG	抗 HCG	抗 HCG
致敏载体	致敏乳胶	致敏乳胶	致敏乳胶
结果	＋或－	＋	－

注：“＋”表示出现凝集，阴性；“－”表示无凝集，阳性

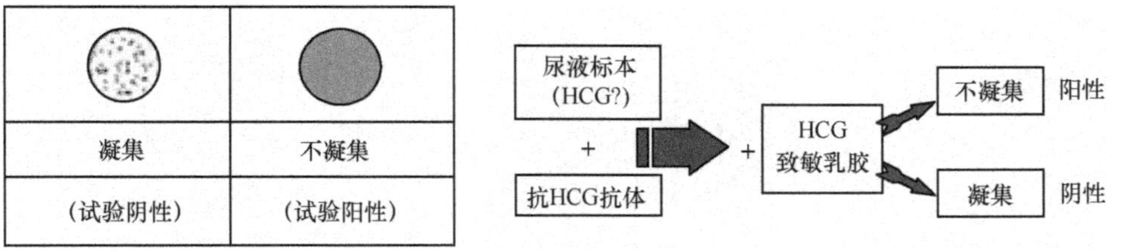

图 5　妊娠试验诊断结果

【注意事项】

1. 直接凝集

(1) 玻片凝集试验

1) 伤寒杆菌为肠道致病菌，在试验中务必严格进行无菌操作，遵守试验规则，用后的载玻片应立即投入指定的容器中，接种环必须进行灭菌处理。

2) 取细菌培养物时，不宜过多，与抗血清混合涂抹时，必须将细菌涂均匀，但不宜涂得太宽，以免很快干涸而影响结果观察。

(2) 人类 ABO 血型鉴定试验

1) 试验用凹玻片或载玻片要清洁，注明 A 和 B 字样。

2) 所用抗 A、抗 B 血清必须在有效期内（注意试剂包装说明的有效期限）。

3) 待检红细胞悬液不宜过稀或过浓。

4) 要及时观察结果，以防时间过长使标本干涸而影响结果观察和判定。

5) 室温过低（－10℃以下）可出现冷凝集，造成假阳性结果。

(3) 试管凝集反应

1) 操作应认真仔细，如向试管内插放吸管宜轻，以免戳穿试管底；取货加样应准确；稀释血清时应仔细地逐管进行，以防跳管。

2) 观察结果时，最好不要振摇试管，以免凝集物摇散震碎而影响他人观察。

2. 间接凝集

(1) 类风湿因子测定：应在 5min 内观察结果，因放置过久可出现假阳性。

(2) 妊娠试验（间接乳胶凝集抑制试验）

1) 所用诊断试剂必须是在有效期内。用前应充分摇匀。

2) 搅拌用的牙签不能共用。

3) 加样不宜过多，玻片应平置，以防两格之间反应液溢流相混。

4) 如肉眼观察不够清楚，可借助放大镜观察。

【思考题】

玻片凝集试验与试管凝集试验有何区别？直接凝集试验与间接凝集试验有何不同？

实验三　血清中免疫球蛋白测定

【实验目的】

掌握运用单向琼脂扩散试验定量测定血清中免疫球蛋白（Ig）的原理、方法和结果计算。

【实验原理】

血清免疫球蛋白的测定（in the serum immunoglobulin assay）是检查机体体液免疫功能最常用的方法之一。测定血清中 Ig 的含量，一般常用单向琼脂扩散试验，即在含有相应 Ig 抗体的琼脂板内，加入待测的血清样品进行单向扩散，在含量适当的情况下，抗原抗体复合物所形成的沉淀环直径大小与样品中 Ig 的含量成正比。根据沉淀环的大小，从标准曲线中即可算出血清中 Ig 的含量。

本次试验测定患者血清中 IgG、IgA 和 IgM 的含量。

【实验材料】

彩色 IgG、IgA、IgM 单扩散板；标准血清（标有含量的人血清免疫球蛋白参考血清）；待检患者血清；生理盐水、微量加样器、免疫测量仪。

【实验方法】

1. 标本曲线的制备

1）将标准血清先用 0.5ml 蒸馏水溶解，再用生理盐水按 1∶2、1∶4、1∶8、1∶16、1∶32 稀释成 5 种浓度的标准液。

2）制备 IgG 和 IgA 标准曲线，取以上 5 种不同浓度的标准液各 10μl；制备 IgM 标准曲线，取 20μl；分别加入 IgG、IgA、IgM 单扩散板前 5 个孔（余孔加样品），置湿盒于 37℃ 温箱的水平位置，48h 后观察结果。

3）用免疫测量仪或直接从板的背后压印的刻度上读出每孔扩散环的直径，以二级半对数坐标纸（图 6），横轴为 Ig 含量乘以 4，纵轴为沉淀环的直径（mm），画出标准曲线，或用回归方程求 Ig 的含量，回归方程见公式（1）或公式（2）。

$$Y = a + bx \tag{1}$$

$$y = (\log C) = a + bx(D) \tag{2}$$

式中，D 为直径。

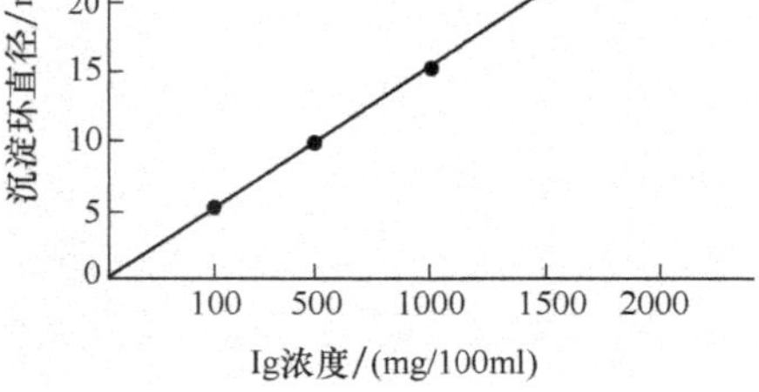

图 6　标准曲线图

2. 待检血清 Ig 测定（样品测定）

1）待检血清的稀释：取待检血清 0.1ml，加生理盐水 0.3ml 混匀。

2）加样：测 IgG、IgA 各取待检稀释血清 10ul，测 IgM 取待检稀释血清 20ul，分别加入 IgG、IgA、IgM 单扩散板孔中，放置时间和温度与制备标准曲线相同，最后测定沉淀环直径，从对应的标准曲线中查出 Ig 的含量，或直接查 IgG、IgA、IgM 标准含量表。

3. 正常参考值及国际单位换算

IgG（140±40）单位/ml	IgG 1 单位=80.4μg（世界卫生组织）
IgA（120±40）单位/ml	IgA 1 单位=14.2μg（世界卫生组织）
IgM（160±70）单位/ml	IgM 1 单位=8.47μg（世界卫生组织）

【结果观察】

在对应的标准曲线中查出 Ig 的含量，或直接查 IgG、IgA、IgM 标准含量表。

【注意事项】

1）制备琼脂板时温度不宜过高，以免使抗体变性失活，亦不宜太低，以免使琼脂凝固不匀。

2）沉淀环的直径均以毫米为测量单位。

【思考题】

试分析还有哪些因素会影响扩散，从而影响试验结果？

附录

1. 免疫琼脂板的制备（制备 IgG、IgA、IgM 单扩散板）

1）抗血清（抗 IgG、IgA、IgM 血清）浓度的选择（略）。

2）将 1%琼脂加热熔化，并保存于 56℃水浴箱中，加入适当浓度的抗血清（稀释度视每批抗血清的效价而定），混匀，制成厚 1.5mm 的琼脂板，待琼脂凝固后，按图 7 打孔（孔径 3mm，孔距 8～10mm）。

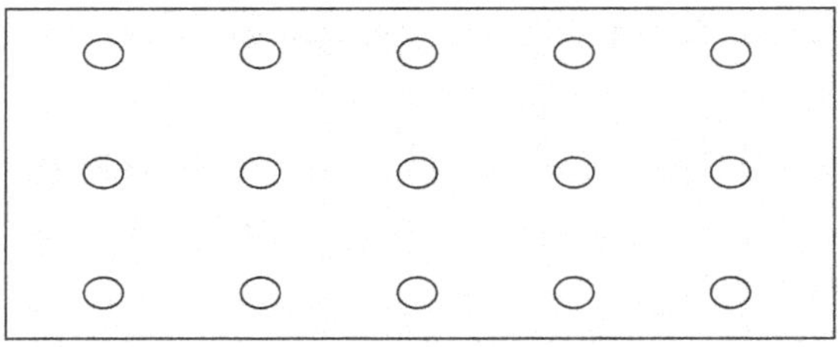

图 7　单向扩散法测定免疫球蛋白的琼脂板

2. 人血清免疫球蛋白参考血清（标准品）含量

IgG 11.86mg/ml=147IU/ml

IgA 1.82mg/ml=128IU/ml

IgM 1.36mg/ml=160IU/ml

注：使用时溶于 0.5ml 蒸馏水中。

实验四　补体溶血反应

【实验目的】

掌握补体溶细胞作用的原理。

【实验原理】

补体系统是正常体液中重要的抗微生物物质，是机体非特异性免疫的重要组成部分，补体的经典激活途径是由抗原与抗体特异结合形成的免疫复合物激活补体引起的，可导致细胞性抗原的溶解［如红细胞溶解——溶血反应（hemolytic）、细菌溶解等］。

【实验材料】

1. 器材

小试管、1ml 吸管、37℃水浴箱等。

2. 试剂

1%绵羊红细胞（SRBC）、溶血素（绵羊红细胞抗体）、补体（新鲜的豚鼠血清）、生理盐水。

【实验方法】

（1）取小试管 4 支，按表 3 加入各物质（容量单位为 ml）。

（2）将上述 4 管放入 37℃水浴箱内 15～30min，观察有无溶血现象（表 3）。

表 3　实验结果

管号	1%绵羊红细胞/ml	溶血素/ml	补体/ml	生理盐水/ml	结果
1	0.25	0.25	0.25	0.25	
2	0.25	0.25		0.50	
3	0.25		0.25	0.50	
4	0.25			0.75	

【结果观察】

若红细胞溶解，则液体呈红色透明，为溶血反应阳性，以“+”表示；若红细胞不溶解，则液体仍呈均匀混浊或有少量红细胞沉于管底，为溶血反应阴性，以“－”表示。

【注意事项】

1）补体在体外极易衰变，血清分离后应及时使用，最好在当日用完。必须保存时采用小量分装的办法，置－70℃条件下可保存数月，避免反复冻融。冻干制品可长期保存，但其活性都不同程度地比新鲜血清有所降低。所以检测补体活性的血清标本和作为补体试剂的血清必须新鲜。

2）溶血素即抗绵羊红细胞抗体，多是以绵羊红细胞免疫家兔而得到的兔抗血清。一般没有必要进一步提纯抗体，但在试验前需先经过 56℃ 30min 或 60℃ 3min 以灭活补体。

3）由于补体溶血试验及补体结合试验均是比较精密的试验，其结果与溶血素的效价有关，因此试验需要滴定溶血素效价；在制备抗血清的过程中，动物采血前和分离抗血清后也需要滴定溶血素效价。

【思考题】

在急性炎症、感染时，补体含量升高还是降低？结合试验说明原因。

实验五　E玫瑰花环试验

【实验目的】

掌握E玫瑰花环试验的基本原理、方法和医学意义。

【实验原理】

E受体（CD2分子）是正常人的T淋巴细胞表面所特有的表面标志，该分子是一种糖蛋白，相对分子质量为30 000～60 000，能与绵羊红细胞（SRBC）表面糖肽相结合。在一定条件下，T淋巴细胞在体外能直接与SRBC结合，SRBC吸附在T淋巴细胞表面形成玫瑰花样细胞团，称为E玫瑰花环。此试验即为E玫瑰花环试验（erythrocyte rosette test）。应用最广的有总E花环试验（Et，t为total的缩写）和活性E花环试验（Ea，a为active的缩写）。Et代表被检标本中T淋巴细胞的总数，Ea则反映具有高亲和力绵羊红细胞受体的T淋巴细胞数，这部分T淋巴细胞的免疫学功能更能反映机体细胞免疫功能和动态变化。目前常用E玫瑰花环试验来检测T淋巴细胞数量，作为了解人体细胞免疫功能状态的指标之一。E玫瑰花环试验作为体外测定细胞免疫方法之一，其形成百分率下降是细胞免疫功能降低的反映，临床上已用于恶性肿瘤、白血病、自身免疫性疾病、免疫缺陷病、器官移植排斥反应等方面的研究，作为了解这些疾病患者机体细胞免疫状态、预后及疗效观察的指标。

【实验材料】

1. 试剂类

肝素（无防腐剂肝素5～25国际单位/ml血）、淋巴细胞分离液、Hank's液（无Ca^{2+}、Mg^{2+}）、绵羊红细胞悬液（600万个细胞/0.1ml和1800万个细胞/0.1ml两种）、灭活小牛血清、1%亚甲蓝染液。

2. 用具类

吸头、1ml吸管、毛细吸管、小试管、10ml离心管、玻片架、试管架、水浴箱、离心机、冰箱、显微镜。

【实验方法】

1）肝素抗凝静脉血2ml加4ml Hank's液稀释，加于2ml淋巴细胞分离液上，置于水平离心机2000r/min，20min。

2）小心吸出含淋巴细胞的混浊带置于10ml离心管中，用Hank's液洗两次，每次离心1000r/min，10min。

3）取出倾去上清液，用Hank's液配成30万个淋巴细胞/0.1ml。

4）取0.1ml含1800万个红细胞悬液和0.1ml淋巴细胞悬液混合，再加入0.05ml小牛血清，混匀，37℃水浴10min，取出室温下离心1000r/min，5min，立即置于4℃冰箱2h。

5）从冰箱取出上述试管，加1滴亚甲蓝染液，轻摇匀，静置2～5min后，滴于玻片上，加上盖玻片，用高倍镜检查（即湿片法），计算200～400个淋巴细胞中玫瑰花环形成细胞的百分数。

方法流程如下。

肝素抗凝静脉血 2ml

↓ 加 4ml Hank's 液稀释

加于 2ml 淋巴细胞分离液上

↓ 水平离心机 2000r/min ,20min

吸出含淋巴细胞的混浊带置于 10ml 离心管中，

Hank's 液洗两次(约 1000r/min ,10min)

↓ 用 Hank's 液配成 30 万个细胞/0. 1ml

取 0. 1ml 放入内径 10mm 圆底小试管内

↓ 取一管做 Et 试验 ↓ 取一管做 Ea 试验

加入 0. 1ml 含 1800 万个红细胞悬液 加入 0. 1ml 含 600 万个红细胞悬液

↓ ↓

再加入 0. 05ml 小牛血清 再加入 0. 05ml 小牛血清

↓ ↓

混匀，置 37℃水浴中预热 10min 立即于室温下离心，1000r/min，5min

↓

室温下离心，800～1000r/min，5min

↓

立即置于4℃冰箱 2h

↘ ↙

亚甲蓝染色

【结果观察】

高倍镜下观察，一个淋巴细胞黏附 3 个或 3 个以上绵羊红细胞者即为 E 花环（图 8）。

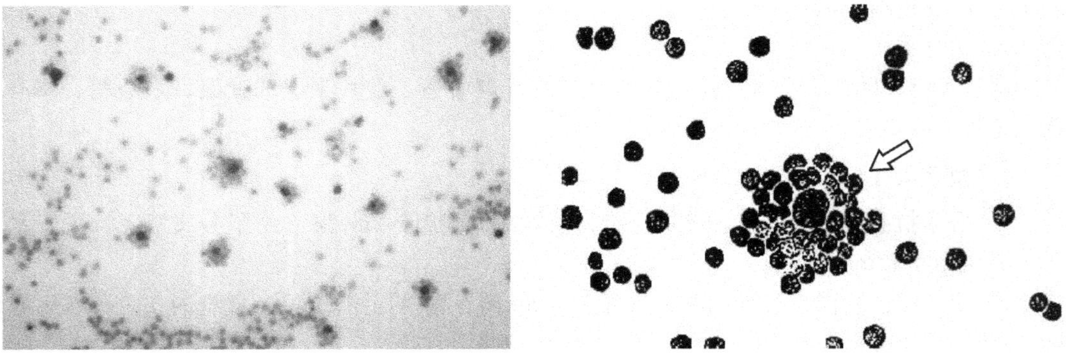

图 8 E 玫瑰花环试验结果

计算 200～400 个淋巴细胞中玫瑰花环形成细胞的百分数，见公式（3）。

$$\text{E 玫瑰花环形成率} = \frac{\text{玫瑰花环形成淋巴细胞}}{\text{花环形成淋巴细胞} + \text{未形成花环淋巴细胞}} \times 100\% \quad (3)$$

正常值：Et 为 68%；Ea 为 29%。

【注意事项】

1）SRBC最好用新鲜的，一般采血后保存在Alsever液中，两周内可以用，超过两周SRBC与淋巴细胞的结合能力下降。

2）从采血到测定不得超过4h，若用分离的淋巴细胞，放置时间也不得超过4h，否则SRBC受体会自行脱落。同时可用锥虫蓝检查活力，活细胞不少于95%［锥虫蓝又名台盼蓝（trypan blue）或台盼兰、曲利苯蓝，是细胞活性染料，常用于检测细胞膜的完整性；还用于检测细胞是否存活。活细胞不会被染成蓝色，而死细胞会被染成淡蓝色］。

3）计数前应将沉于管底的细胞予以重悬，但只宜轻缓旋转试管，使细胞团块松开即可，不能过猛或强力吹打，否则花环会消失或减少。

4）要求全部试验在室温（16～23℃）进行。

【思考题】

E玫瑰花环形成的原理是什么？为什么测Ea比Et更有意义？

实验六　超 敏 反 应

【实验目的】

掌握Ⅰ型超敏反应的原理、条件、机制及其表现。熟悉复制Ⅰ型超敏反应动物模型的方法。

通过人体皮肤超敏反应，熟悉Ⅳ型超敏反应的原理、机制和医学意义。

【实验原理】

超敏反应是机体再次接触相同抗原时，机体发生生理功能紊乱或组织损伤的病理性免疫反应。根据发生机制和临床表现分为四型，即Ⅰ、Ⅱ、Ⅲ、Ⅳ型。

Ⅰ型超敏反应是变应原初次进入机体后可刺激特异性B淋巴细胞产生IgE抗体。特异性IgE抗体的Fc段就可与肥大细胞和嗜碱粒细胞膜上的Fc受体结合，使机体处于致敏状态，当相应的变应原再次进入致敏机体时，就可与致敏的肥大细胞和嗜碱粒细胞上的特异性IgE抗体的可变区结合，而触发细胞活化，释放脱颗粒及生物活性介质，引起毛细血管扩张和通透性增加、平滑肌收缩、腺体分泌增加及炎症细胞的浸润等。

临床常见青霉素和再次注射异种血清引起Ⅰ型超敏反应性疾病，为加深对Ⅰ型超敏反应机制的理解，并提高防止对青霉素等药物产生过敏反应重要性的认识，进行动物过敏反应试验（Ⅰ型超敏反应的动物模型）。先给动物致敏，注射少量异种蛋白，经过一定的时间，动物即建立了敏感状态；当第二次用较大量相同抗原注射后，动物可产生Ⅰ型超敏反应，严重者出现过敏性休克等表现。

皮肤超敏反应是Ⅳ型超敏反应，即迟发型超敏反应，其利用结核菌素或植物血凝素（PHA）进行皮下注射，若受试者经受过结核菌感染，即可引起以局部淋巴细胞浸润为主的急性炎症，注射局部出现红肿硬结。如受试者细胞免疫正常，24h左右可引起局部淋巴细胞聚集浸润并出现皮肤局部反应。

【实验材料】

1. Ⅰ型超敏反应（动物过敏性休克）

豚鼠、1∶10马血清（或者5%鸡蛋清）、无菌注射器、针头、碘酒、乙醇等。

2. Ⅳ型超敏反应——皮肤超敏反应（结核菌素试验）

旧结核菌素（OT）（或结核菌素纯蛋白衍生物，PPD）、2%碘酒、75%乙醇、生理盐水、注射器、结核菌素注射器、酒精棉球、无菌棉签、解剖手术刀、剪子、镊子。

【实验方法】

1. Ⅰ型超敏反应（动物过敏性休克）

1）取健康、幼年（体重250g以下）的豚鼠两只（甲、乙），分别经腹腔注射1∶10马血清（或者5%鸡蛋清）0.1ml，使其致敏。

2）经3周后，其中一只豚鼠（乙）用同样1∶10马血清（或者5%鸡蛋清）于试验前一天作小量多次逐步增量的皮内及皮下注射，使其脱敏，试验当日，以同样马血清（或者

5%鸡蛋清）向这两个豚鼠（甲、乙）心脏内各注射1ml，0.5h内观察动物的变化。

2. Ⅳ型超敏反应——皮肤超敏反应（结核菌素试验）

在前臂掌侧以酒精棉球常规消毒皮肤，皮内注射1∶2000的OT 0.1ml（或用PPD 0.1ml），以形成明显皮丘为宜。于注射48～72h后观察局部反应并记录。

【结果观察】

1. Ⅰ型超敏反应（动物过敏性休克）

出现过敏反应的动物多有如下症状：兴奋、不安、耸毛、抓鼻、咳嗽、呼吸困难、抽搐、呕吐、倒地挣扎、窒息、大小便失禁，甚至发生过敏性休克而死亡。

经脱敏的动物无上述过敏现象。

2. Ⅳ型超敏反应——皮肤超敏反应（结核菌素试验）

1）阳性反应：注射局部出现红肿硬结，直径为0.5～1.5cm。

2）强阳性反应：注射局部出现红肿硬结，直径>1.5cm，局部反应强烈，可出现水疱或溃疡。

3）阴性反应：注射局部无明显反应或红肿硬结<0.5cm，且迅速消退。

【注意事项】

1. Ⅰ型超敏反应（动物过敏性休克）

1）爱护动物，避免不必要地惊吓动物或玩弄动物。

2）掌握正确持豚鼠的方法，避免使动物窒息死亡。

3）为保证试验成功，可于试验前一周对动物进行一次加强免疫。

4）心脏注射时应确保将变应原注射入心脏，否则动物不易出现明显的反应。

2. Ⅳ型超敏反应——皮肤超敏反应（结核菌素试验）

1）诊断有无结核病时，宜用1∶10 000或1∶100 000等较大稀释度的OT液，以免引起全身反应及病灶扩散，确有活动性结核病者，不宜进行试验。

2）本试验检测的是受试者以往的自然状态，不能完全排除有些受试者过去从未感染过结核杆菌或未接种过卡介苗（BCG）的可能性，故本试验为阴性时，不能一律视其为细胞免疫功能下降。

【思考题】

1）试用Ⅰ型超敏反应的机制解释豚鼠甲所出现的各种表现。如给豚鼠乙又注射马血清，是否也会发生过敏性休克，为什么？

2）结核菌素试验出现阳性可反映什么问题？

3）皮肤试验结果在分析中应考虑哪些因素？在临床应用中有哪些实际价值？

实验七　沉淀反应

【实验目的】

掌握双向琼脂扩散试验的基本原理、方法、结果分析及临床用途。

【实验原理】

可溶性抗原（如血清、细菌浸出液、毒素等）和相应抗体在适当的条件下可发生结合，经过一定的时间，在二者比例适当时形成肉眼可见的沉淀物，称为沉淀反应（precipitation）。

双向琼脂扩散试验（double agar diffusion test）是将抗原和抗体分别加到琼脂板相对应的孔中，抗原和抗体各自向四周扩散，经一定时间后，如二者互相对应就在比例合适处形成白色沉淀线。若同时含有若干对抗原抗体系统，因其扩散速度的不同，可在琼脂中出现多条沉淀线。过去临床常用此法测定患者血清中有无甲胎蛋白（AFP）。

甲胎蛋白是人体在胚胎期由胎儿肝细胞合成的一种球蛋白，在16～20周龄的胎儿血液中AFP含量最高，出生后（1～2周内）几乎消失，用一般的免疫学方法不能检出。但患原发性肝细胞癌患者的肝细胞合成AFP的能力增强，因而血液中AFP的含量大为提高，故检测AFP可协助原发性肝细胞癌的诊断。

【实验材料】

1）1%琼脂（作玻片涂底用）：用蒸馏水配制。

2）作琼脂板用1.2%～1.5%含盐琼脂：用磷酸盐缓冲液或生理盐水配制，加1%叠氮钠至最终浓度为1∶10 000防腐。

3）甲胎蛋白免疫血清（诊断血清）。

4）甲胎蛋白抗原（阳性抗原对照）。

5）待检患者血清（即待检甲胎蛋白）。

6）玻片、毛细吸管、打孔器等。

【实验方法】

1. 玻片涂底

吸取已加热溶化的1%琼脂1滴于清洁玻片上，用玻棒推成薄膜，放室温自行干燥或37℃烤干备用。

2. 琼脂板制备

先将含盐琼脂隔水煮沸使之溶化，待冷却至50～60℃时，即用吸管吸取并将其加到已涂底的玻片上（每片3.5～4ml）铺成3～4mm厚的琼脂板，凝固后，用打孔器（内径约3mm）在琼脂板上按图9所示位置打孔，并用针头挑去孔中琼脂。

3. 加样

1孔：甲胎蛋白免疫血清。

2、3孔：甲胎蛋白抗原。

4、5、6、7孔：待检患者血清。

然后将加好样品的琼脂板置于湿盒内（用湿纱布垫底），加盖后放置于室温（22℃以上）或 37℃温箱内 12～24h。

【结果观察】

琼脂板上，2、3 孔为阳性对照，故 1 与 2、1 与 3 孔之间应出现白色沉淀线，其他各孔与 1 孔之间如有沉淀线出现且与阳性对照线相吻合，为阳性，表明该患者血清中有甲胎蛋白，可初步诊断为原发性肝细胞癌。无沉淀线出现者为阴性（图 9）。

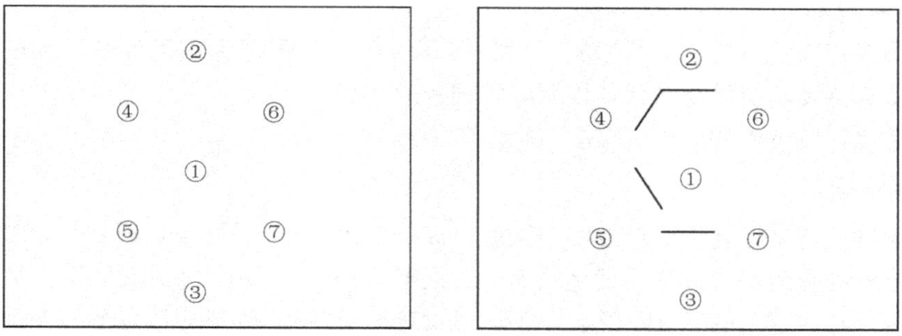

图 9　甲胎蛋白双向琼脂扩散试验

①表示甲胎蛋白免疫血清；②、③表示甲胎蛋白抗原；

④、⑤、⑥、⑦表示待检患者血清；④、⑤表示血清为阳性反应；

⑥、⑦表示血清为阴性反应

【注意事项】

1）所用载玻片要洁净，边缘无破损，否则难以浇制琼脂板。

2）缓冲琼脂的温度要适宜，温度过高浇板时易外溢，同时表面蒸发量大，琼脂板光洁度差；但温度过低则琼脂凝固过快，制板厚度不均匀，表面不光滑。

3）浇制琼脂板时动作要迅速，过于缓慢容易边加边凝，使琼脂板凹凸不平。

4）打孔时要小心，勿使琼脂层脱离载玻片或琼脂板底层开裂，以免加样时顺裂缝或底部散失。一旦出现裂缝或脱离现象，可向孔内滴加少许温琼脂加以弥补或将琼脂板在火焰高处来回通过几次补底。

5）为了使沉淀线保持清晰度，可在加样完毕后将琼脂板置 37℃条件下进行扩散，形成沉淀线后置于室温或 4℃冰箱为佳。

【思考题】

双向琼脂扩散试验的原理如何？多对抗原抗体是否可以同时进行检测？

实验八　溶血空斑试验

【实验目的】

掌握B淋巴细胞（分化成浆细胞）产生抗体，抗体与靶细胞或者抗原形成抗原抗体复合物，抗原抗体复合物最终激活补体溶解靶细胞的过程。

了解溶血空斑试验的原理、方法与临床应用。

【实验原理】

溶血空斑试验，又名空斑形成细胞试验（plaque forming cell test，PFCT），是体外检测单个抗体形成细胞的一种方法，就是用绵羊红细胞（SRBC）免疫过的家兔淋巴结或者脾制成细胞悬液，与一定量的SRBC混合，于37℃实验环境中，免疫活性细胞——B淋巴细胞或浆细胞释放出SRBC特异性的抗体（即溶血素），抗体与SRBC结合成复合物，在补体的参与下SRBC被溶解。从而使每一个B淋巴细胞或者是浆细胞周围形成一个肉眼可见的溶血空斑。每一个空斑就代表一个B淋巴细胞或者是浆细胞，空斑的大小代表细胞产生抗体的多少，空斑的数目反映机体总的抗体产生能力。

由于溶血空斑试验具有高度特异性、筛检能力强、可直接观察等优点，因此经常作为判定机体免疫功能的指标，用来观察免疫应答的动力学变化，并对抗体产生的类别进行研究。

PFC的检测方法很多，有琼脂固相法、盖玻片法、小室液相法、单侧细胞法等。本实验以小室液相法进行试验。

【实验材料】

解剖器械、试管、注射器、载玻片、玻璃平皿、酒精灯、微量加样器、SRBC致敏小鼠、5%和10%绵羊红细胞（SRBC）、豚鼠血清（作为补体）、小牛血清、血细胞计数板、Hank's液、凡士林、湿盒。

【实验方法】

1. 小鼠免疫及脾细胞悬液的制备

将5% SRBC（0.4ml）注射于小鼠腹腔，4天后拉脱颈椎处死，取出脾放在已加入3ml Hank's液的平皿中。利用注射器取平皿中Hank's液缓慢注入脾内，将脾细胞冲出，反复几次，直到变白为止。倾斜平皿后利用注射器将脾细胞悬液移至试管中，1000r/min离心10min。

2. 制作小室

取无脂载玻片（75mm×25mm）平置于桌面上，用胶带在载玻片两端和中间进行粘贴，涂上少量凡士林后再覆盖上盖玻片，即形成两个小室。

3. 细胞计数

离心后的脾细胞悬液去上清，将沉淀的脾细胞恢复3ml容积。进行细胞计数后制成约10^7/ml浓度的脾细胞。

4. 指示细胞悬液的配制

10%绵羊红细胞0.5ml、补体（新鲜豚鼠血清）0.5ml与含5%小牛血清的Hank's液

2ml 混合后水浴备用。

5. 小室灌注混合细胞悬液

取 10^7/ml 脾细胞悬液 0.5ml，与 0.5ml 指示细胞悬液混合。混匀后，用注射器或尖吸管吸取适量混合液灌注小室，操作时注意不要出现气泡及细胞液外溢。最后用凡士林密封上下口，做好标记，平放于湿盘内，置于 37℃孵箱 20～30min。

【结果观察】

将玻片小室对着光亮处，肉眼观察小室内出现的空斑数，对模糊不清的空斑可在低倍镜下观察，空斑中心有一个 B 淋巴细胞。记录整个玻片小室中的空斑数，同时求出每百万个脾细胞中含空斑形成细胞的平均数。

【注意事项】

1）对 SRBC 的要求：因为 SRBC 既是免疫原，也是靶细胞和指示细胞，故要求 SRBC 应新鲜，洗涤不超过 3 次，细胞变形或脆性大者均不能使用。

2）免疫所用 SRBC 的数量：尾静脉注射以 2×10^4/ml 为宜。腹腔注射为 4×10^8/ml，用量过小，如低于 10^7/ml，空斑形成极少；用量过大，超过 25×10^9/ml，多不能形成空斑。

3）采取免疫脾的时间：无论是经尾静脉还是腹腔免疫，均以免疫后第四天取为宜，过早或过晚空斑形成都极少。

4）为了保护脾细胞的活力，制备脾细胞过程中所用 PBS（或 Hank's 液），最好临用时从 4℃冰箱中取出，或整个操作过程应在水浴中进行。

5）倾注平板要求底层要平，孵育时，要把握好温度。小室注入混合液时不要留有气泡，小室边缘要封严。

6）空斑计数要求判读准确，避免辨认造成的误差，遇可疑空斑时应镜检，以对肉眼结果进行核对。

【思考题】

1）简述溶血空斑形成的原理。

2）检测 B 淋巴细胞功能的体内、体外试验有哪些？

3）溶血空斑试验有哪些方法？

实验九　淋巴细胞分离法

【实验目的】

掌握淋巴组织中淋巴细胞的分离方法。

了解淋巴细胞分离的意义。

【实验原理】

T淋巴细胞介导免疫应答的特征是由TDTH（Th1）细胞介导的以单个核细胞（淋巴细胞和单核细胞）浸润为主的炎症反应和Tc（CTL）细胞发挥的特异性细胞毒效应。

临床上反复发作的病毒感染、胞内菌感染、真菌感染、寄生虫感染，常令人类想到细胞免疫缺陷，肿瘤患者、长期使用免疫抑制剂的患者也常有细胞免疫缺陷，必须进行细胞免疫检测。

细胞免疫检测首先是单个核细胞分离，然后进行T淋巴细胞数量和功能的测定。

葡萄糖-泛影葡胺分离淋巴细胞的方法是一种密度梯度离心法，采用葡萄糖-泛影葡胺混合液（比重为1.075～1.092）作为分离液，加入外周血进行离心，离心后不同比重的血细胞在分离液中呈梯度分布，红细胞和多核白细胞比重较大（1.092），分布于最底层，单个核细胞比重较小（1.075～1.092），分布于血浆与分离液的交界处，界限清楚，层次分明。将该层细胞吸出，即为单个核细胞（主要是淋巴细胞）。

分离单个核细胞技术是进行细胞免疫试验的重要技术之一，是进行各项细胞免疫检测的基础。分离所得的单个核细胞可满足许多实验需要，不仅用于淋巴细胞总数的测定，还可以用于进一步纯化淋巴细胞，进行淋巴细胞分类鉴定及各种淋巴细胞功能测定。

【实验材料】

1）肝素抗凝血。

2）单个核细胞分离液：葡萄糖-泛影葡胺混合液（比重为1.075～1.092）。

肝素（200U/ml），用生理盐水配成；Hank's液。

其他：注射器、吸管、毛细吸管、显微移液器、显微移液吸头、细胞计数板、玻片、盖玻片、水平离心机、显微镜等。

【实验方法】

1）取肝素抗凝血2ml，加等量Hank's液稀释。

2）用毛细吸管吹吸稀释后的血液，使其混匀后，吸取血液，沿试管壁缓缓加到含有2ml单个核细胞分离液的试管中，使血液与分离液形成明显的界面（分离液∶稀释血液约为1∶2）。

3）水平离心2000r/min，20min。小心取出试管，由于细胞比重不同，离心后管内液体分成4层：第一层为血浆；第二层为单个核细胞（95%为淋巴细胞），此层很薄，似白雾状，应仔细观察；第三层为分离液；第四层为红细胞与粒细胞。

4）用毛细吸管小心吸出单个核细胞层（含大量淋巴细胞与少量单核细胞），置于另一试管中，加入Hank's液3～4ml，洗涤离心1500r/min，10min，弃上清，反复洗涤2次。

5）末次离心后，弃去上清液。加入含 10%灭活小牛血清 Hank's 液 1ml，混匀后进行计数。

6）加盖玻片：取盖玻片轻轻覆盖于计数板上。

7）加样：将淋巴细胞悬液混匀，吸取 10μl 加入血细胞计数板上。静置片刻，置显微镜下计算淋巴细胞数。

具体计数方法如下。

计算血细胞计数板上 4 个角的 4 个大方格中的淋巴细胞总数。

按公式（4）求出单个核细胞总数。

$$\text{单个核细胞总数} = (\text{4 个大方格中单个核细胞总数}/4) \times \text{稀释倍数} \times \text{细胞悬液毫升数} \times 10^4 \quad (4)$$

8）细胞存活率检测：取 10μl 淋巴细胞悬液加入 0.4%锥虫蓝染色液 10μl，混匀。取 10μl 加入血细胞计数板，静置片刻，置高倍显微镜下观察。

【结果观察】

活细胞不着色，折光性强；死细胞由于染料可渗入细胞内，故死细胞被染成蓝色，体积较大，无光泽。正常情况下，活细胞存活率应在 95%以上。

计数 200 个细胞中的死亡细胞数并计算其存活率［公式（5）］：

$$\text{细胞存活率} = \text{活细胞数}/(\text{活细胞数}+\text{死细胞数}) \times 100\% \quad (5)$$

【注意事项】

及时在血液中加入抗凝剂，注意离心产生的细胞分层，注意目标细胞层的收集。

【思考题】

淋巴细胞分离有何意义？

实验十　细胞免疫测定法——淋巴细胞转化试验

【实验目的】

掌握淋巴细胞增殖试验的原理、方法及用途。

【实验原理】

淋巴细胞增殖试验是指淋巴细胞在体外培养时，受到特异性抗原或非特异性促有丝分裂原如PHA或ConA刺激后，可出现蛋白质及核酸合成增加、细胞体积增大、胞质增加、出现空泡、核仁明显、染色质疏松，并能进行分裂的淋巴母细胞，称为淋巴细胞增殖或淋巴母细胞转化。因此，淋巴细胞增殖试验又称为淋巴细胞转化试验，其增殖能力或转化率的高低，可以反映机体的细胞免疫水平。T淋巴细胞在体外培养过程中，当受到特异性抗原或非特异性有丝分裂素（如PHA）刺激时可转化为淋巴母细胞，其胞质增多而深染，细胞核增大并可见核仁，部分细胞可出现有丝分裂，因此很易识别。将细胞制片，目前认为可通过接受PHA刺激转化的淋巴细胞数（即T淋巴细胞数）所占百分比来反映机体细胞免疫的功能。

【实验材料】

1）新鲜肝素抗凝血（按每毫升血液加12.5单位/0.1ml肝素）。

2）植物血凝素（phytohemagglutinin，PHA）（按每毫升培养液加50单位/0.1ml的PHA）。

3）淋巴细胞培养液。

1640营养液	79ml
小牛血清	20ml
抗生素（青霉素1万单位、链霉素1万μg/ml）	1ml

用5.6% $NaHCO_3$，调pH至7.2～7.4。

经针头滤器过滤后，用无菌青霉素小瓶分装，每瓶4ml，经无菌试验阴性后，置于冰箱保存备用。

4）吉姆萨染色液。

5）2.7%乙二胺四乙酸（EDTA）。

6）培养瓶、吸管、试管、玻片等。

【实验方法】

1. 采血

用灭菌注射器先吸取一定量肝素液，在严格的无菌操作下，抽取静脉血0.5ml，即加入含0.1% PHA的淋巴细胞培养液（每瓶3～4ml）的培养瓶中，充分摇匀。

2. 培养

放37℃温箱培养72h，每天摇动1或2次。

3. 收获

收获前不要摇动，吸取其上清液弃去（剩余血细胞交界面约0.5ml的上清液即可），加入 2.7% EDTA 1 滴，其目的是使聚集成团的细胞散开，摇匀放 37℃温箱 90min，摇匀，吸取混匀液于细胞压积管内，以 2500r/min 离心 20min，吸取白细胞层推片 2～4 张。

4. 染色

先用甲醇固定，后用吉姆萨-瑞氏染液染色 2～5min，再用生理盐水（或 PBS）漂渣一次，水冲洗，晾干。

【结果观察】

用油镜观察转化与未转化的细胞形态，并数 100～200 个淋巴细胞，分别计数转化型、过渡型及正常型的百分率［公式（6）］。

$$淋巴细胞转化率=\frac{转化的淋巴细胞}{转化的淋巴细胞数+未转化的淋巴细胞数}\times 100\% \qquad (6)$$

结果：将计数得到的不同型的淋巴细胞分别用百分率报告。

正常值：淋巴细胞转化率（包括转化型和过渡型）一般为 50%～75%。

【注意事项】

1）本试验要求严格无菌操作，否则会影响试验结果。

2）PHA 的加入量要适当，过多或过少都会影响转化率。一般需根据不同的厂家、批号及实践经验定量。

【思考题】

1）绘图并说明淋巴细胞转化前的形态特征。

2）淋巴细胞转化试验的理论基础和实际意义是什么？

实验十一　酶联免疫吸附试验

【实验目的】

掌握酶联免疫吸附试验的基本原理和临床意义，了解其试验操作技术。

【实验原理】

利用抗原抗体反应进行的检测方法，是应用制备好的特异性抗原或抗体作为试剂，以检测标本中的相应抗体或抗原。它的特点是具有高度的特异性和敏感性。如将试剂抗原或试剂抗体用可以微量检测的标记物（如用荧光素、放射性同位素、酶、铁蛋白、胶体金及化学或生物发光剂等）进行标记，则在与标本中的相应抗体或抗原反应后，可以不必测定抗原抗体复合物本身，而是测定复合物中的标记物，通过标记物的放大作用，进一步提高了免疫技术的敏感性，这就是免疫标记技术。它可借助荧光显微镜、射线测量仪、酶标检测仪、电子显微镜和发光免疫测定仪等精密仪器，对实验结果直接镜检观察或进行自动化测定，可以在细胞、亚细胞、超微结构及分子水平上，对抗原抗体反应进行定性和定位研究；或应用各种液相和固相免疫分析方法，对体液中的半抗原、抗原或抗体进行定性和定量测定。因此，免疫标记技术在敏感性、特异性、精确性及应用范围等方面远远超过一般免疫血清学方法。荧光免疫技术、酶联免疫技术和放射免疫技术是经典的三大标记技术。

酶联免疫技术（immunoenzymetic technique）是将抗原和抗体反应的特异性和酶的高效催化反应的专一性相结合而建立的一种新技术。酶与抗体或抗原结合后，既不改变抗体或抗原的免疫学反应的特异性，也不影响酶本身的酶学活性，即在相应而合适的作用底物参与下，使基质水解而显色，或使供氢体由无色的还原型变为有色的氧化型。这种有色产物可用肉眼、光学显微镜和电子显微镜观察，也可以用分光光度计加以测定。显色反应显示了酶的存在，从而证明了相应免疫反应的发生。所以，这是一种特异而敏感的技术，可以在细胞或亚细胞水平上示踪抗原或抗体的所在部位，或在微克甚至纳克水平对其进行定量。

酶联免疫吸附试验（enzyme linked immunosorbent assay，ELISA）是将抗体（抗原）包被在固相表面后，按不同的步骤加入待测抗原（抗体）和酶标抗体（抗原），充分反应后用洗涤的方法，使固相上形成的抗原抗体复合物与其他物质分离，洗去游离的酶标抗体（抗原），最后加入底物，根据酶对底物催化的显色反应程度，而对标本中的抗原（抗体）进行定性或定量。本方法敏感性高，方便快速，而且用途广泛，既可检测微量抗体，也可定量测知微生物成分、激素等微量抗原物质。

ELISA 的技术类型有多种，常用的有双抗体夹心法（图 10）、间接法（图 11）和竞争法等。

本试验以检测乙型肝炎病毒表面抗原为例介绍双抗体夹心法，其原理是将纯化抗-HBs吸附于固相载体表面，加入待检血清，若其中含 HBsAg，则与载体上的抗-HBs 结合。最后用酶标仪测定结合于载体上的酶标抗体酶活力，据此反映血清中 HBsAg 含量。

【实验材料】

微孔反应条（包被用抗-HBs）、酶联试剂（酶标记的抗-HBs）、HBsAg 阳性对照、HBsAg 阴性对照、洗涤液（使用时用蒸馏水 20 倍稀释）、显色系统（显色剂 A、B——酶作用底物）、终止液（2mol/L HCl）。

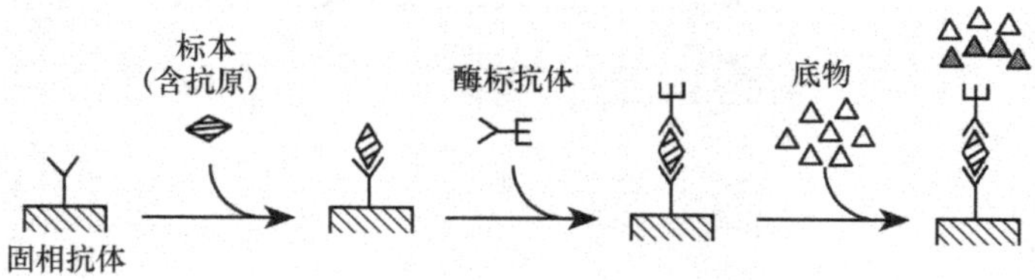

图 10　双抗体夹心法原理示意图

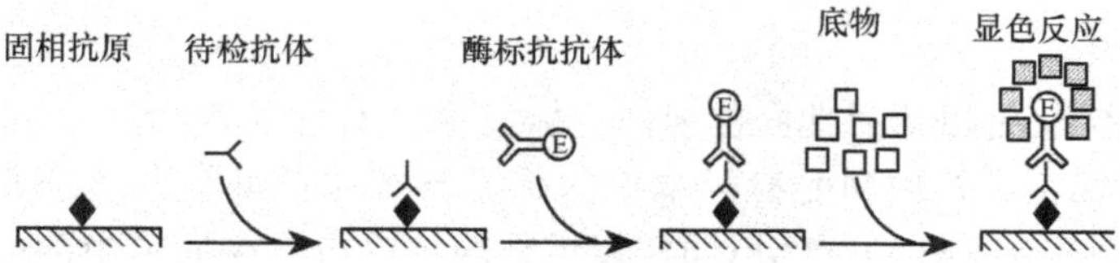

图 11　间接法原理示意图

【实验方法】

1）将微孔反应条固定于支架上，按顺序编号。

2）每孔加入待测血清 100μl，设阴性对照、阳性对照各 2 孔，每孔加入阴性对照、阳性对照各 2 滴，并设空白对照 1 孔，加生理盐水 3 滴。

3）每孔加入酶联试剂 1 滴（空白对照孔除外），充分混匀，封板，37℃孵育 20min。

4）弃去孔内液体，洗涤液注满各孔，静置 10s，甩干，重复 4 次。

5）每孔加显色剂 A 液、B 液各 1 滴，充分混匀，37℃孵育 15min。

【结果观察】

1）目测法：在白色背景下观察各孔颜色，无色为阴性，蓝色或浅蓝色为阳性。

2）酶标仪读数法（波长 450nm）：每孔加入终止液 1 滴，混匀，先用空白孔校零，然后读取各孔光密度值（OD 值）[公式（7）]。

$$\frac{\text{样品 OD 值}}{\text{阴性对照平均 OD 值}} \geqslant 2.1 \text{ 判断为阳性，否则为阴性} \tag{7}$$

备注：阴性对照 OD 值低于 0.05 作为 0.05 计算，高于 0.05 按实际 OD 值计算。

【注意事项】

1）加样本稀释液必须使用微量移液器；加入样本后必须混合均匀。

2）严格控制反应时间，洗板时严格按操作规程进行，每一操作间隔不超过 10min。

【思考题】

ELISA 用于检测抗原和抗体的类型各有哪些？各种方法有何特点？其临床应用如何？

实验十二　放射免疫测定法

【实验目的】

掌握同位素标记的原理和方法。

掌握放射免疫测定方法、应用。

【实验原理】

放射免疫测定法是以放射性同位素作为标记物的免疫测定方法。一般可分为 3 种类型：①以同位素标记的抗原和受检标本中的抗原与抗体竞争结合的经典的放射免疫测定（radioimmunoassay，RIA）；②以同位素标记的抗体与受检标本中的抗原结合，然后用固相抗原分离游离的标记抗体的放射免疫测定；③以同位素标记的抗原或抗体与固相的抗体或抗原结合，按与固相酶联免疫测定相似的方式检测待测标本中抗原或抗体的固相放射免疫测定。标记用的同位素有放射性 γ 射线和 β 射线两大类，前者主要为 ^{125}I、^{131}I、^{51}Cr 和 ^{60}Co，后者有 ^{14}C、^{3}H 和 ^{32}P。

进行放射性免疫测定的仪器有两类，一种是晶体闪烁计数仪，测 γ 射线；另一种是液体闪烁计数器，测 β 射线。计数单位是探测器输出的电脉冲数，单位为 cpm（计数/分）。每次测定均需作一标准曲线图，以标准抗原的不同浓度为横坐标，以测定中得到的相应放射性强度为纵坐标制图。标本应进行双份测定，取其平均值，在制作的标准曲线图上查出相应的待测抗原浓度。

放射免疫测定法具有同位素显示的高度灵敏性与抗原抗体反应的特异性，此外还具有精确性好、样品用量少、易规范化和自动化等优点。灵敏度达纳克（1/1000μg），甚至皮克（1/1000ng）水平。在实验室及临床检验中往往是测定微量蛋白质、激素和药物等的首选方法，下面主要介绍竞争放射免疫测定法。

基本原理是用同位素标记抗原（Ag^*）和待测非标记抗原（Ag）对特异性抗体（Ab）的竞争结合反应。它的反应式为：$Ag^* + Ag + Ab \rightarrow (Ag^*Ab) + (AgAb)$。在这一反应体系中，作为检测试剂的抗体和标记的抗原的量都是固定的（一般用能结合 40%～50%标记抗原的抗体量），而待测的非标记抗原量是不固定的。根据标本中待测抗原量的不同，得到不同的反应结果。假设受检标本中不含抗原时，$4(Ag^*) + 2(Ab) \rightarrow 2(Ag^*Ab) + 2(Ag^*)$；如果受检标本中存在抗原时，$4(Ag^*) + 4(Ag) + 2(Ab) \rightarrow 1(Ag^*Ab) + 3(Ag^*) + 1(AgAb) + 3(Ag)$。当标记抗原、非标记抗原和特异性抗体三者同时存在于一个反应体系时，由于这两种抗原对特异性抗体均具有相同的结合力，因此二者互相竞争与抗体结合。因标记抗原与特异性抗体的量是固定的，故标记抗原抗体复合物形成的量就随着非标记抗原的量的多少而改变。如果非标记抗原量增加，则标记抗原抗体复合物形成就减少，而游离的标记抗原相应增加，即待测标本中抗原的浓度与抗原抗体复合物的放射性强度成反比。如果将抗原抗体复合物与游离标记抗原分开（可加入抗抗体离心沉淀复合物），分别测定其放射性强度，就可算出结合状态的标记抗原（B）与游离状态下的标记抗原（F）的比值（B/F），或算出其结合率［$B/(B+F)$］。这与标本中的抗原量呈函数关系，可形成一条竞争结合抑制曲线。也可

通过计算 B/B_0 法（B 为各标准抗原管的 Ag^*-Ab 复合物的放射脉冲数；B_0 为零标准抗原管各 Ag^*-Ab 复合物的放射性脉冲数，相当于加入该管 Ag^* 的总放射脉冲数）。$B/B_0\%$ 为纵轴，标准浓度为横轴，绘制标准曲线，在标准曲线上查出未知标本的浓度。本实验以血清皮质醇含量测定为例。

【实验材料】

标准品浓度分别为 0μg/dl、1μg/dl、5μg/dl、10μg/dl、25μg/dl、50μg/dl，^{125}I 标记的皮质醇抗原（Ag^*），抗皮质醇抗体（Ab1），抗-抗皮质醇抗体（Ab2），生理盐水、小试管、移液器、离心机、γ 计数仪等，待检患者血清（待检 Ag）。

【实验方法】

1）取小试管数支，标号。

2）将各管在 γ 计数仪上测定沉淀物的放射性强度（cpm）。

计算结果如下。

a. 按公式（8）计算各标准管和患者标本的 $B/B_0\%$

$$B/B_0\% =（第 4\sim10 管 cpm-第 1 管 cpm）/（第 3 管 cpm-第 1 管 cpm）\times 100\% \quad (8)$$

b. 以各标准管 $B/B_0\%$ 为纵轴，标准浓度为横轴，在对数坐标纸上绘制标准曲线。

c. 在标准曲线上查出待检标本的未知浓度。

d. 正常值为 3.5～20μg/dl（成人），见表 4。

表 4 皮质醇放射免疫测定法

项目	管号	标准品/患者血清（50μl）	Ab1/μl	Ab2/μl	Ag* /μl
T	1	0μg/dl	100	500	100
			（生理盐水）		
NBS	2			500	100
B_0	3	0μg/dl	100	500	100（37℃）
5ng	4	1μg/dl	100（37℃）	500	100（5min）
25ng	5	5μg/dl	100（水浴）	500	100（2000r/min）
50ng	6	10μg/dl	100（1h）	500	100（20min）
125ng	7	25μg/dl	100	500	100（弃上清）
250ng	8	50μg/dl	100	500	100
待检 1	9	血清 1	100	500	100
待检 2	10	血清 2	100	500	100

【结果观察】

参见试剂盒的说明书。

【注意事项】

1）患者血清应保存于 2～8℃，严重溶血者不能用。

2）弃上清时应尽量使上清全部弃去，不残留可见水滴，并同时注意不要使洗涤物丢失。

3）注意放射污染。

4）Ag^* 为标记抗原，第 2 管不弃上清为阴性对照管（NBS）。

【思考题】

1）RIA 的优、缺点各有哪些？

2）RIA 常用标记物有哪几类？

实验十三　免疫荧光技术

【实验目的】

掌握免疫荧光技术的原理、标记技术与临床应用。

【实验原理】

免疫荧光技术又称为荧光抗体技术。它是把免疫学的特异性与荧光素显示的敏感性同显微镜的精确性有机结合起来的一种检测技术，能特异、敏感和快速地检出和定位某未知抗原或抗体。荧光抗体技术已广泛应用于医学和生物学的许多方面，如血液中T淋巴细胞、B淋巴细胞及其亚群的测定，血清中自身抗体的检测（如抗核抗体、抗平滑肌抗体等），组织中免疫球蛋白及补体组分的检测，微生物的快速诊断，恶变组织中肿瘤特异抗原的检测，某些器官上移植的抗原鉴定，激素和酶的局部组织定位等。

免疫荧光技术的基本原理是荧光素作为一种染料，在紫外线或者蓝光照射下，被激发而发出波长较长的可见光，即荧光。某些荧光素在一定条件下，可与抗体分子结合，但不影响抗体与抗原结合的性能。用这种荧光抗体将标本染色后，在荧光显微镜下加以观察，可对待检标本中相应抗原进行鉴定和定位。目前常用于免疫荧光组织化学染色的荧光素有：异硫氰酸荧光素（fluorescein isothiocyanate，FITC）、四甲基异硫氰酸罗丹明（tetramethyl rhodamine isothiocyanate，TRITC）、四乙基罗丹明（tetraethyl rhodamine B200，TRB200）、得克萨斯红（Texas red）、藻红蛋白（phycoerythrin，PE）、吖啶橙（acridine orange，AO）、花青类（cyanine，如Cy3、Cy5）等。此外还有一些新型荧光染料，如量子点（quantum dot）。

荧光抗体技术主要包括7个步骤：抗血清的制备、抗体的纯化、荧光标记抗体的制备、荧光标记抗体的纯化、标本的制备、荧光抗体染色和荧光显微镜观察。现在标记抗体多由生物制品公司提供，无需自己制备。

用于临床检验的荧光抗体试验主要有直接法、间接法、补体结合法及双标记法4种类型。本技术除通过荧光显微镜用于抗原、抗体的定位和鉴定外，目前已向定量和自动化方向发展。例如，把单个细胞经荧光抗体染色后，可用显微荧光光度计直接测定荧光强度；或者使用由机械、光学、电子等部分组成的流式细胞仪（flow cytometer），使细胞通过高速流动系统的机械颤动喷嘴喷出，通过检测区，经单色激光照射后发出荧光信号，由荧光检测计进行检测，并由电脑分析记录。下面主要介绍间接免疫荧光法。

将荧光素标记在第二抗体（抗抗体）上，已知抗原与相应的特异性抗体结合后，荧光标记的第二抗体（羊抗人IgM）即与上述抗原抗体复合物上的抗体（IgM）反应而结合，在紫外线照射下发出荧光，通过荧光显微镜可以观察到。间接免疫荧光技术可以用已知的抗原检测未知抗体，也可用已知抗体检测未知抗原。现以检测流行性出血热病毒抗体（IgM）为例介绍。

【实验材料】

1）抗原：流行性出血热病毒（EHFV）感染的Vero-E6细胞玻片。

2）荧光素（FITC）标记的羊抗人IgM抗体（二抗），用PBS进行1∶4稀释，其中加入 1/1000 的偶氮蓝。

3）待检患者血清、缓冲液、加样器、细胞培养玻片、烧杯、玻片架等。

4）荧光显微镜。

【实验方法】

1）将患者血清进行 1∶10、1∶20、1∶40、1∶80 稀释，然后用加样器分别将各稀释度的血清加至细胞培养玻片上，每个稀释度加 2 孔，最后 2 孔加 PBS 作为对照。将细胞培养玻片放置湿盒中，37℃孵育 60min。

2）取出玻片，倾倒反应液，在盛有 PBS 的烧杯中洗涤 5min，冷风吹干。

3）加入 1∶40 稀释的 FITC 标记的羊抗人 IgM，37℃孵育 60min。

4）取出培养玻片，按步骤 2）洗涤，冷风吹干。PBS 甘油封片，于荧光显微镜下观察。

【结果观察】

在细胞膜及细胞质中可以见到颗粒状的荧光颗粒，细胞核呈红色。表明待检患者血清中有抗 EHFV 的 IgM 抗体。

【注意事项】

1）每次试验都应设对照孔以排除非特异性荧光。

2）孵育时一定要将细胞培养玻片放在湿盒中，以防液体蒸发。

【思考题】

1）IFA 的优、缺点各有哪些？

2）IFA 常用的标记物有哪些？

附录

1. 淋巴细胞几种类型的形态

（1）转化型

1）细胞体积变大 2～3 倍于原来的小淋巴细胞，多为不规则形，有伪足。

2）细胞质丰富，呈嗜碱性染色，多有空泡。

3）细胞核的体积增大，核膜清晰，核内染色质疏松呈网状结构，有明显的核仁 1～3 个，或看不到核仁，但已呈分裂状。

（2）过渡型

1）细胞体、细胞质具有转化型特点，但细胞核内未出现核仁，又无核分裂状者。

2）细胞体开始增大，细胞质较多，细胞核染色质开始疏松者。

（3）正常型：形态如正常血片所看到的小淋巴细胞，但培养后可有变异现象，如棒形，个别有小空泡等。

2. 绵羊红细胞的配制

使用时取保存的绵羊血，用上述 Hank's 液洗 3 次，第一次 800r/min 离心 10min，第二、第三次均以 1500r/min 离心 15min，然后按血细胞比容配成 1%的混悬液，取 1%的绵羊红细胞混悬液稀释 20 倍的计数，按所计数配成每 0.1ml 含 600 万个（作活性花环用）和每 0.1ml 含 1800 万个绵羊红细胞（作总 T 花环用）两种溶液。

医学微生物学

实验一　细菌形态与结构观察

一、油镜的使用

【实验目的】

熟悉油镜（oil immersion lens）的原理。

掌握油镜的使用方法。

【实验原理】

油镜的物镜很小，从玻片透过的光线通过空气，由于介质密度不同，发生折射现象，使射进镜筒的光线很少，物像不清。若在油镜与载玻片中间加入和玻璃折射率（n=1.52）相近的香柏油（n=1.515），则使通过的光线不致产生折射而损失，因此能清楚地看到物像（图12）。

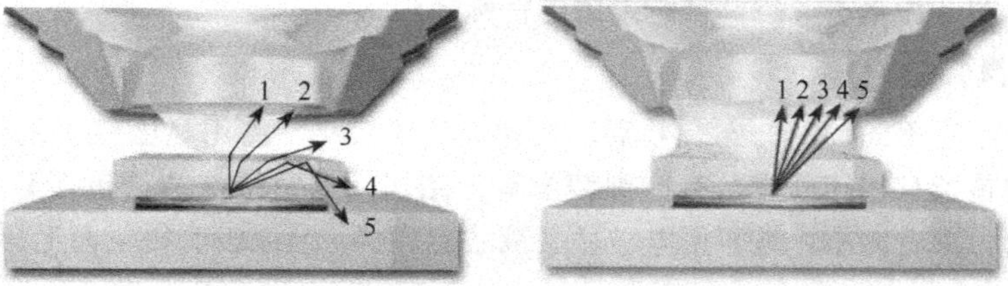

A　无香柏油　　　　B　有香柏油

图12　油镜的原理

1～5表示不同方位光线

【实验材料】

带油镜的显微镜、已经染好色的细菌玻片。

【实验方法】

1. 油镜头的识别

油镜头的下缘，一般刻有一条色圈线，或有“油、×90、×100、Oil”等字样。

2. 油镜的使用方法

(1) 对光：于自然光线下观察时，应用平面反光镜；在人工灯光或弱光处则用凹面反光镜。检查不染色标本宜用弱光，可将集光器降低或缩小光圈；检查染色标本时光线宜强，应将虹彩打开并升高集光器。如果使用双筒显微镜，需调节两个目镜筒，至形成一个较大的明亮、清晰的视野。

(2) 观察：将载玻片放在载物台上，用固定器固定，先用低倍镜找到标本所在处，再换油镜观察。使用油镜时，须在载玻片上先滴香柏油（镜油）1滴，从旁观察并扭动粗螺旋使镜筒下降，使油镜头浸入油内接近标本表面，但不要碰到玻片。扭动粗螺旋使油镜徐徐向上，至视野中看到标本轮廓，然后扭动细螺旋至清晰。细螺旋是显微镜最精细而脆弱的部分，只能往复地回转，不要向同一方向转动数周以上。

【结果观察】

观察到清晰的细菌形态。

【注意事项】

1）显微镜是结构比较复杂的贵重仪器之一，因此，使用时要小心爱护。

2）物镜及目镜须经常保持清洁，特别是油镜使用完毕后，应在擦镜纸上加上少许无水乙醇或二甲苯，擦去镜头上的油，再用擦镜纸擦干。如果载物台等处也有香柏油，也应该用此法擦拭。

3）使用完毕后，应该把显微镜光源调至最暗，将载物台调至最低，然后再关掉电源，收起显微镜。

【思考题】

如果用75%乙醇替代香柏油，与用香柏油和什么都不用相比，请问观察效果如何？

二、细菌的基本形态与特殊结构的观察

【实验目的】

了解细菌的3种基本形态，认识细菌的特殊结构。

【实验原理】

每种细菌形态不同，结构亦有差别。因为细菌比较小，需用显微镜中的油镜才能观察到。特殊结构是指有些细菌有、有些细菌没有的结构。细菌特殊结构包括芽孢、荚膜、鞭毛和菌毛。因为菌毛太小，需要用电子显微镜才能观察，所以没有提供菌毛标本。

【实验材料】

1）已经制备好的葡萄球菌、肺炎链球菌、脑膜炎奈瑟菌、伤寒杆菌及霍乱弧菌的经过革兰染色的玻片标本。

2）已经制备好的破伤风杆菌芽孢染色玻片标本，肺炎球菌荚膜染色玻片标本及伤寒杆菌鞭毛染色玻片标本。

【实验方法】

利用显微镜的油镜观察法观察细菌玻片标本。

【结果观察】

1. 细菌的基本形态

1）球状：葡萄球菌（呈葡萄状排列）；肺炎链球菌（呈链状排列）；脑膜炎奈瑟菌（呈双球状排列）。

2）杆状：伤寒杆菌。

3）弧菌：霍乱弧菌（菌体弯曲如弧状）。

2. 细菌的特殊结构

1）芽孢：观察破伤风杆菌芽孢的形态。

经特殊染色法染色后，可见破伤风杆菌菌体呈红色，菌体末端有1个圆形、着紫色的芽孢，使整个细菌呈鼓槌状。

2）荚膜：观察肺炎链球菌荚膜的形态。

经荚膜染色法染色后，可见肺炎球菌菌体被染成蓝色，而荚膜被染成浅蓝色，并围以一浅红边界。

3）鞭毛：观察伤寒杆菌鞭毛的形态。

经鞭毛染色法染色后，可见伤寒杆菌菌体周围有纤细的鞭毛，菌体和鞭毛均被染成红色。

【注意事项】

1）标本换片时不能直接从物镜下拿出玻片，应该先移开物镜，或者调低载物台，之后方能更换玻片。

2）其他注意事项同显微镜油镜的使用。

【思考题】

如果观察的是葡萄球菌 L 型，请问它是什么形态？

三、细菌运动的观察——悬滴标本检查法

【实验目的】

利用悬滴标本检查法（examination of hanging drop preparation）观察鞭毛对细菌运动的影响。

【实验原理】

鞭毛是细菌的运动器官。许多杆菌、弧菌具有鞭毛，能运动，在液体中能从一个地方较快速地移动到另一个地方。一般球菌无鞭毛，不能运动，受到所处环境中液体分子的冲击而仅呈位置变更不大的颤动。

【实验材料】

变形杆菌、葡萄球菌幼龄（8～12h）肉汤培养物、凹玻片、盖玻片、凡士林等。

【实验方法】

1）取凹玻片 1 张，在凹窝周围涂凡士林少许。

2）取 1 接种环的变形杆菌或葡萄球菌幼龄肉汤培养物，放于盖玻片中央。

3）将凹玻片反转，使凹窝向下并对准盖玻片有菌液处，覆于其上，黏住盖玻片后再迅速反转。以小镊子轻压盖玻片，使其与凹窝边缘粘紧。

4）先以低倍镜找到悬滴的边缘后，再换用高倍镜观察（因凹玻片较厚，油镜焦距很短，所以一般不能用油镜来检查）。

5）观察时，注意比较变形杆菌、葡萄球菌的运动情况有何不同，记录并分析（图 13）。

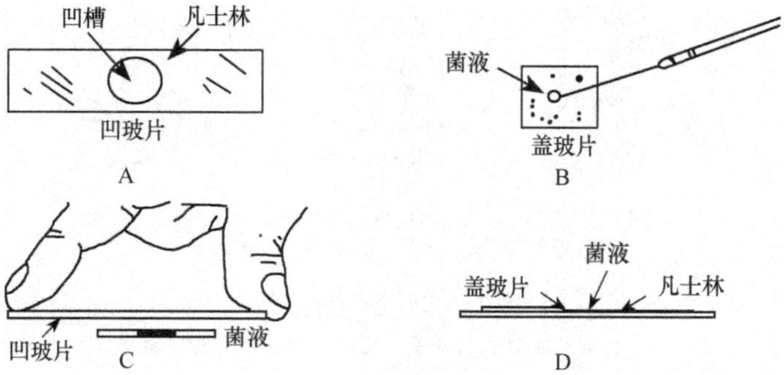

图 13　悬滴标本检查法

【结果观察】

观察细菌的运动情况。变形杆菌的运动比葡萄球菌剧烈。

【注意事项】

观察悬滴标本时，先用低倍镜找到悬滴的边缘，然后将视野移至悬滴中央，将聚光器下降，缩小光圈，使光度减弱，再用高倍镜观察，否则光度太强，难以观察到。

【思考题】

如果用悬滴标本检查法观察霍乱患者吐泻物，会观察到一种什么样的现象?

四、细菌革兰染色法

【实验目的】

掌握细菌革兰染色法（Gram's staining of bacteria)。

【实验原理】

由于细菌本身无色、半透明，其折光性和周围环境差别不大，未经染色不易观察其形态及结构。故需通过染料使之着色，以便在显微镜下清楚地观察其形态结构。

革兰染色法在细菌标本玻片作好之后，经过了结晶紫、碘液、乙醇、稀释复红 4 步染色。结晶紫、碘液染色之后，所有细菌成为蓝紫色。乙醇具有脱水作用，革兰阳性菌因为细胞壁中的肽聚糖是三维立体结构、层数比较多，较难脱去颜色，所以乙醇脱色之后将成为蓝紫色或蓝色；革兰阴性菌因为肽聚糖是二维结构，层数较少，很易被乙醇脱去颜色而成为无色。复红是红色染料，革兰阳性菌经过这步之后，蓝色加上红色成为紫色；革兰阴性菌无色加上红色成为红色（图 14)。

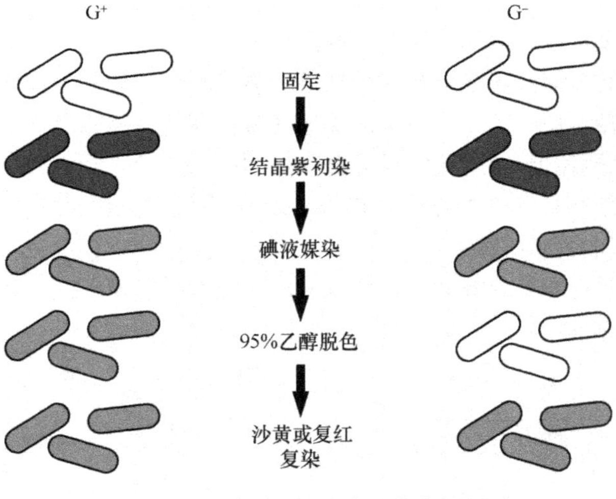

据革兰氏染色反应不同，可以把细菌分为两大类：
① 革兰阳性菌，G^+；② 革兰阴性菌，G^-

图 14 革兰染色原理

左边的可画成球形的细菌，最后为“稀释复红”复染

【实验材料】

生理盐水、玻片、接种环、酒精灯、结晶紫、碘液、乙醇、稀释复红、混有葡萄球菌和大肠杆菌的混合菌液。

【实验方法】

1. 细菌涂片标本的制作方法

（1）涂片制作（图 15）

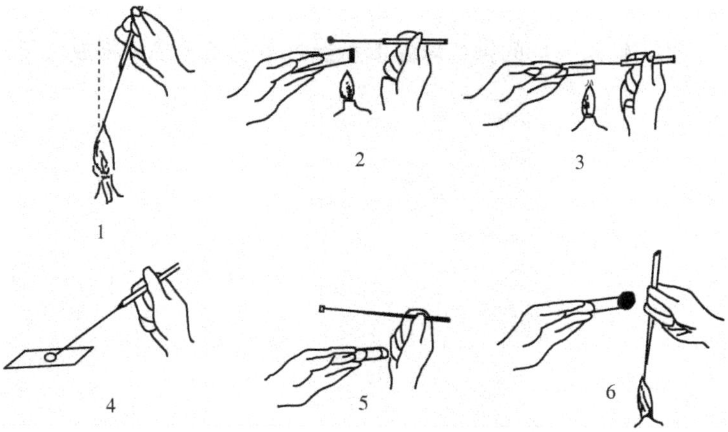

图 15　细菌涂片的制作

1）于洁净无油的载玻片上，在背面用油性笔画一个直径 1cm 左右的圆圈。

2）按无菌操作法以接种环挑 1 环混合菌液均匀涂在玻片正面的圆圈内，使其成为一个均匀的薄膜（如取的待检标本是斜面培养基上的细菌培养物，则先在玻片上加上 1 滴生理盐水，然后用接种环挑取菌落上的细菌和生理盐水混合，均匀涂在正面圆圈内）。

3）如同时制作几种细菌涂片，可先用蜡笔在玻片上划为数格，并将要作涂片的细菌分别标记清楚，然后按上述方法进行涂片。

（2）干燥：涂片最好在室温下自然干燥，必要时可将标本面向上在远离火焰上方的热空气中略烤，但切勿紧靠火焰，以免标本被烤焦，或由于菌液沸腾溅出污染环境。

（3）固定：一般均用加热法将标本固定。操作时将玻片涂有菌膜的面向上，迅速地来回穿过火焰 2 或 3 次即可干燥固定。

固定的目的是使细菌的细胞质凝固，以固定细菌的形态，并使菌体与玻片黏附较牢，并可改变菌体对染料的通透性。另外，加热固定可杀死细菌。

2. 革兰染色法

（1）初染：将葡萄球菌、大肠杆菌涂片标本放在染色架上，滴加结晶紫溶液 1～2 滴，1min 后，用水冲洗，并倾去玻片上余水。

（2）媒染：加碘液 1～2 滴，1min 后用水冲洗，倾去玻片上的余水。

（3）脱色：用 95%乙醇脱色，加乙醇后频频摇动玻片，约 30s 后用水冲洗，倾去玻片上余水。

（4）复染：加稀释复红 1～2 滴，约 1min 后用水冲洗，倾去玻片上的余水，并用滤纸吸干。

3. 镜检

染色后在涂片上滴加镜油 1 滴，然后在油镜下观察。

【结果观察】

葡萄球菌（球状）为革兰阳性菌，呈紫色，大肠杆菌（杆状）为革兰阴性菌，呈红色。

【注意事项】

1）细菌处于对数生长期对于染色成功很重要，因为对数生长期是细菌染色特性最好的一个时期。

2）染料染色的时间，尤其是脱色时间也比较重要，最佳时间往往和染料的浓度有关。

【思考题】

葡萄球菌为革兰阳性菌，请问葡萄球菌L型经过革兰染色之后将成为何种颜色？

实验二　细菌的人工培养

一、常用细菌培养基的制备

【实验目的】

掌握各种细菌培养基的原理、制备方法和主要用途。

【实验原理】

培养基中含有丰富的营养，在适宜的温度、湿度和空气下，能提供细菌生长的几乎所有营养物质。常用培养基有：液体培养基（肉汤培养基）、半固体培养基、固体培养基。三者的区别在于里面所含琼脂的量不同。肉汤培养基中不含有琼脂，也是制备某些其他培养基的基础。如果固体培养基在试管中制成斜面状，又称为斜面培养基。液体培养基主要用于增菌，半固体培养基主要用于细菌动力的测定，固体培养基用于细菌的分离、鉴定和培养。其他有特殊需要的细菌的培养都可以在这3类培养基的基础上进行加减。有些细菌营养要求较高，在普通琼脂培养基上生长不良，可用血液琼脂培养基进行培养。

（一）肉汤培养基

【实验材料】

1）培养基的成分（制备100ml肉汤培养基的用量）如下。

牛肉	50g
蛋白质	1g
氯化钠（NaCl）	0.5g
磷酸氢二钾（$K_2HPO_4 \cdot 12H_2O$）	0.1g
蒸馏水	100ml

2）玻皿、试剂、比色管、比色架、吸管、1mol/L与1/20mol/L的NaOH、三角烧瓶、漏斗、中试管、酚红指示剂、滤纸、卷筒、天平、蒸馏水。

【实验方法】

1）已去筋膜、脂肪并经绞碎的鲜牛肉50g，加蒸馏水100ml，放入冰箱中过夜。

2）45～50℃加热1h，并煮沸0.5h，用数层纱布或滤纸过滤，滤液用蒸馏水补足其量为100ml。

3）于滤液中加氯化钠0.5g，蛋白质1g、磷酸氢二钾0.1g，加热使之完全溶化。

4）测定酸碱度并调整至pH7.6，必要时用滤纸过滤。

5）按需要分装于试管或烧瓶内，加棉花塞并包装后，置高压蒸汽灭菌器内经15lb/in^{2}①20～30min灭菌。

---

① 1lb/in^2=7.030 70×10^{2}kg/m^2

6）灭菌后置于37℃温箱，孵育24h，无杂菌生长，即可应用。或放冰箱备用。

（二）普通琼脂培养基

【实验材料】

肉汤培养基（可不灭菌）、琼脂，其他同肉汤培养基制作所需的材料。

【实验方法】

1）在肉汤中加入2%琼脂，熔化后调整pH7.6，必要时用棉花纱布过滤。

2）于琼脂凝固前分装于试管或小烧瓶内，然后加棉塞并包装。

3）放入高压蒸汽灭菌器内，经15lb/in^2 30min灭菌。

4）取出，将试管斜放，琼脂凝固后即成普通琼脂斜面。将烧瓶内琼脂培养基在未凝固前以无菌操作注入无菌平皿内，凝固后即成普通琼脂平板，倾注时应严格要求无菌操作。琼脂的温度应在50℃左右为宜。如温度过高则平皿内凝水过多，易致污染；过低则琼脂凝固而致培养基表面不平滑。

5）将琼脂斜面及平板放入37℃温箱内，孵育24h，若无菌生长，即可应用或放入冰箱保存备用。

（三）半固体培养基

【实验材料】

肉汤培养基（可不灭菌）、琼脂，其他同肉汤培养基制作所需的材料。

【实验方法】

在肉汤中加入0.5%琼脂，熔化后分装于小试管中，每管约2ml，加棉塞及包装。然后放入高压蒸汽灭菌器内，经15lb/in^2 30min灭菌，取出加入试管中，直立静置，待凝固后即成半固体培养基，放入37℃温箱24h，若无菌生长，即可应用，或放入冰箱保存备用。

（四）血液琼脂培养基

【实验材料】

普通琼脂培养基（可不灭菌）、血液，其他同肉汤培养基制作所需的材料。

【实验方法】

将制好的普通琼脂培养基加热熔化（如果使用前普通琼脂培养基未灭菌，则将普通琼脂培养基进行高压蒸汽灭菌后拿出），待冷至50℃时以无菌操作加入5%～10%脱纤维兔血或羊血，混匀，分注于灭菌试管或平皿中，制成血液琼脂斜面或血液琼脂平板，放入37℃温箱24h，若无菌生长，即可应用，或放入冰箱保存备用。

【结果观察】

肉汤培养基呈液体状态，固体、半固体培养基呈凝固状态，三者都为淡黄色。血液琼脂培养基呈凝固状态，为红色。

【注意事项】

培养基的制备：在高压蒸汽灭菌后进行分装时，应该进行无菌操作，最好在超净工作台中完成，以免有杂菌污染。

【思考题】

制作血液琼脂培养基时，若血液是在普通琼脂培养基80℃甚至温度更高时加入，会发生什么现象？

二、细菌的接种和培养方法

【实验目的】

掌握各类细菌或标本接种至各种培养基进行培养的方法。

【实验原理】

在细菌的操作中，污染是需要注意的首要问题。污染应该包括两个方面，正在操作的细菌污染到了其他实验材料或者人的身上，可能导致潜在威胁的细菌感染；自然界存在的其他细菌污染了实验细菌，导致了结果的不准确。正确、规范的细菌无菌操作方法是避免污染、实验成功的前提条件。

欲使细菌生长繁殖，除了适宜的培养基外，还需要适当的温度，以及一定的环境条件，例如，有的细菌生长需要氧，有的则需要在无氧环境下才能生长。根据细菌的生活习性，需要营造对应的培养环境，以及采取对应的培养方法。

【实验材料】

细菌培养物、各类已经制备好的培养基、接种环、酒精灯、恒温培养箱、厌氧箱。

【实验方法】

1. 细菌的接种方法

(1) 普通方法

1）用灭菌接种环取细菌培养物少许。

2）左手握斜面培养基下端，斜面向上，用右手小指和无名指拔出斜面培养基棉塞，管口经火焰灭菌，将沾有细菌的接种环伸入管内，自下而上在琼脂上蜿蜒划线。注意勿划破培养基。

3）接种后，管口在火焰上灭菌，塞好棉塞，将接种环灭菌。

(2) 液体培养基接种法

1）用灭菌接种环取细菌培养物少许。

2）以无菌操作将沾有细菌的接种环伸入肉汤管中，将环上细菌轻轻研磨于接近液面的管壁上，然后将试管稍倾斜，使细菌混于液体中即可。

(3) 半固体培养基接种法：左手持半固体培养基，右手持接种针，火焰灭菌冷却后，挑取细菌，垂直刺入半固体中心，至近管底部，然后沿穿刺线退出。塞回棉塞，接种针重新灭菌。接种完毕，于37℃培养18～24h，观察生长情况。

(4) 平板划线接种法：本法要求通过划线将标本中混杂的细菌在平板表面分散开，并使其生长繁殖形成菌落，以达到分离培养的目的。其操作方法如下。

1）右手将接种环按灭菌操作法蘸取少许标本或培养物，左手拿平板略开盖，将标本涂于平板表面一侧边缘，运用腕力作连续划线（但不要重叠，切勿划破琼脂），约占平板面积1/4。

2）先旋转平板70°～90°，将接种环火焰灭菌，冷却后通过第一次划线2或3次。再作同样连续划线，约占平板面积1/4。

3）重复上述操作，划完整个平板。

4）将平板倒放于37℃温箱内，18～24h，观察各菌落情况。

2. 细菌的培养方法

（1）需氧培养法：将已接种的试管或平板培养基置于37℃温箱中培养18～24h。

（2）厌氧培养法：将细菌生长环境中的空气排出或用其他理化方法使细菌与氧隔离，造成无氧环境。

（3）二氧化碳（CO_2）培养法：使细菌生长环境保持有5%～10% CO_2，这样有助于某些细菌生长。

【结果观察】

1. 在液体培养基上的生长情况

1）表面生长：液体清晰，细菌生长在液面形成菌膜。

2）混浊生长：液体均匀混浊，或有少量沉淀。

3）沉淀生长：液体清晰，细菌生长在管底，形成沉淀。

2. 在固体培养基上的生长情况

1）在琼脂斜面上长成菌苔。

2）在平板上形成肉眼可见的细菌集团，即菌落。

观察菌落的大小、形状、边缘、表面、颜色、溶血等情况（图16）。

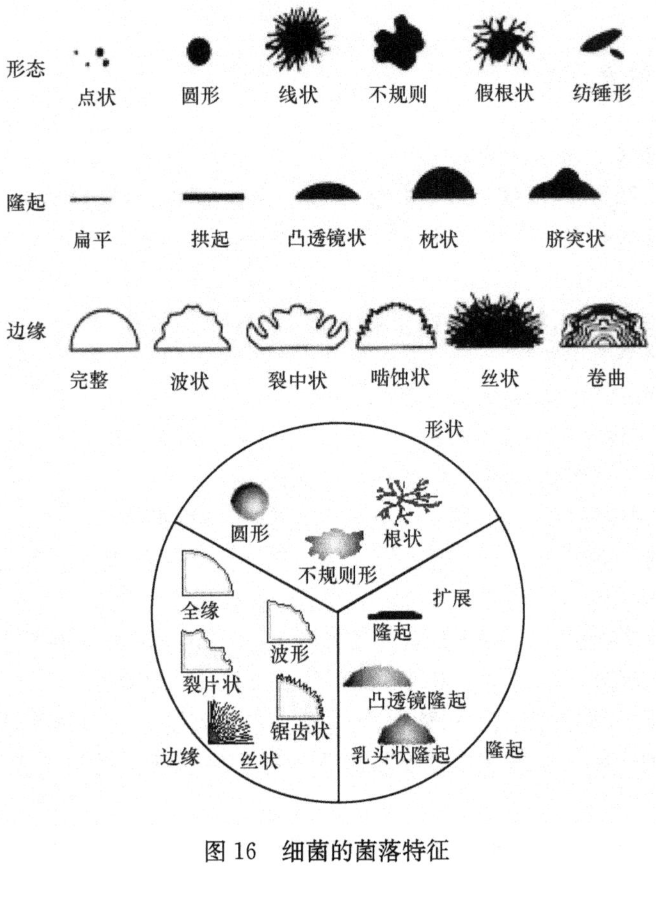

图16　细菌的菌落特征

3. 在半固体培养基上的生长情况

有鞭毛的细菌，由于能运动，在半固体培养基内沿穿刺线弥漫生长，原来的穿刺线不清。无鞭毛的细菌，因不能运动，接种后仍沿穿刺线生长，穿刺线与周围界限清楚。

【注意事项】

细菌接种时要注意无菌操作，最好在超净工作台中完成。细菌的培养所需时间和温度，因细菌特性不同而不同。本实验中的培养时间和温度适合大部分常见细菌，但是并非适合所有细菌。

【思考题】

本实验中，如果大肠杆菌使用平板划线接种法时，细菌培养超过 72h，会发生什么现象？

三、细菌的计数

【实验目的】

掌握使用固体培养基培养进行细菌计数的方法（又称为平板计数法）。

【实验原理】

将待测样品或菌液进行倍比稀释之后，取一定量的稀释后菌液接种到固体培养基上，经过一定时间培养，每个细菌将形成一个肉眼可见的菌落，因此，一个单菌落应代表原样品中的一个细菌。通过统计菌落数，然后根据之前加入菌液的稀释倍数和加入的菌液量即可计算出原样品或菌液中的总菌数。但是，由于待测样品或菌液往往不容易完全分散成单个的细菌，长成的一个单菌落也可能来自原样品中的 2 或 3 个或更多个细菌，因此此法进行计数的结果往往偏低。为了清楚地描述固体培养基进行计数所得的结果，现在人们倾向使用菌落形成单位（colony-forming unit，CFU）而不以绝对菌落数来表示样品或菌液中的活菌含量。

【实验材料】

大肠杆菌的菌液、制备好的固体培养基、玻璃涂棒、酒精灯、无菌试管、试管架、恒温箱、无菌生理盐水或无菌 PBS、移液器、无菌枪头。

【实验方法】

1. 编号

取已经制备好的固体培养基，用记号笔分别标记为 3 种不同的稀释倍数（10^{-4}、10^{-5}、10^{-6}），每个稀释倍数准备 3 块固体培养基。另取 6 支盛有 4.5ml 无菌生理盐水的试管，依次标上 6 个稀释倍数：10^{-1}、10^{-2}、10^{-3}、10^{-4}、10^{-5}、10^{-6}。

2. 稀释

用移液器和无菌枪头吸取 500μl 已充分混匀的大肠杆菌菌液（或待测样品），加入标有 10^{-1} 的试管中，此试管中的菌液即稀释了 10 倍。用枪头反复抽吸及试管振摇的方法，将标有 10^{-1} 的试管中的菌液充分混匀。用枪头吹吸菌液时不要过猛过快，以免菌液污染移液枪或使菌液外溢。之后，用无菌枪头吸取标有 10^{-1} 的试管中的菌液 500μl，加至 10^{-2} 试管中，此为 100 倍稀释；混匀后，其余依次类推，即可得 10^{-1}、10^{-2}、10^{-3}、10^{-4}、10^{-5}、10^{-6} 各种稀释倍数的菌液。

3. 取样

用无菌枪头吸取 10^{-4}、10^{-5}、10^{-6}稀释倍数的菌液各 100μl 加至相应的固体培养基内，并及时用无菌玻璃涂棒均匀涂在固体培养基的表面。盖上盖，平放 20～30min，待菌液被吸收后，倒置放入 37℃恒温箱进行培养。

4. 计数

培养 48h 后，取出培养平板，算出同一稀释度 3 个平板上的菌落平均数，并按每毫升中菌落形成单位（CFU）＝同一稀释度 3 次重复的平均菌落数×依稀倍数×5 进行计算。

【结果观察】

统计出细菌菌落数后，通过计算得出原样本或菌液中的细菌活菌总数。

【注意事项】

1）一般选择每个平板上长有 30～300 个菌落的稀释度计算每毫升的含菌量较为合适。同一稀释度的 3 个重复对照的菌落数不应相差很大，否则表示试验不精确。所以各稀释菌液的彻底混匀是计数准确的关键。实际工作中同一稀释度重复对照平板不能少于 3 个，这样便于数据统计，减少误差。

2）此法还可使用混合法，即在固体培养基高压蒸汽灭菌后，待其冷却到 45℃左右，分别加入相应稀释倍数的菌液或样本，混匀，然后再分别加入无菌平皿中，待其冷却并凝固，倒置过夜培养后统计菌落并计算活菌总数。

3）不同原菌液和样本所需的稀释倍数不尽相同，大规模实验前需摸索浓度，至该稀释倍数培养的菌落为 30～300 个，一般以 3 个连续稀释度中的第二个稀释度倒平板培养后所出现的平均菌落数在 50 个左右为最好。培养时间也可根据细菌的生长速度进行调整，以培养后的菌落不融合为标准。

4）稀释菌液一般用无菌生理盐水或者 PBS，主要是为了避免渗透压变化引起的细菌的裂解和死亡。

【思考题】

1）如果进行细菌计数，在细菌培养后，很多菌落融合在一起，请问这可能是哪些原因导致的？

2）请问用此法进行计数的细菌，是需氧菌、厌氧菌、兼性厌氧菌，还是这些种类都有？为什么？

实验三　细菌的代谢产物

细菌在新陈代谢过程中，除使自身得以生长繁殖外，往往还能产生一些代谢产物。一般细菌的代谢产物（metabolic products of bacteria）大致分为3类：一为可供鉴别细菌的代谢产物；二为与细菌致病性有关的代谢产物；三为可供治疗用的代谢产物。

一、细菌的糖发酵试验

【实验目的】

掌握各种通过糖发酵试验进行细菌鉴别的方法。

【实验原理】

不同的细菌具有不同的糖酶以分解相应糖类，而且分解各种糖类后的终末产物也不一致，有的产酸，有的还产生气体。产酸的，酸将使得指示剂溴甲酚紫变成黄色；产生气体的，可以由试管底部的倒置的小玻璃管（德汉氏小管）收集。根据细菌对不同糖的生化反应，可以作为鉴别细菌的一种依据，对肠道细菌鉴定尤为常用。

【实验材料】

培养基：葡萄糖发酵管、乳糖发酵管。大肠杆菌、伤寒杆菌。

【实验方法】

1）用记号笔在各试管外壁上分别标明发酵培养基名称和所接种的细菌菌名。

2）取葡萄糖发酵培养基试管3支，1支接入大肠杆菌，1支接入伤寒杆菌，第三支不接种，作为对照。另取乳糖发酵培养基试管3支，同样前两支分别接入大肠杆菌、伤寒杆菌，第三支不接种，作为对照。在接种后，轻缓摇动试管，使其均匀，防止倒置的小管进入气泡。

3）将接种过和作为对照的6支试管于37℃培养24～48h。

4）观察各试管颜色变化及德汉小管中有无气泡。

【结果观察】

在未接种细菌前，培养管应澄清、呈紫色、小倒立管内无气泡。接种细菌后观察结果时，应先确定细菌是否生长，若生长则培养基变混浊。若能发酵培养基中所含的糖而产酸，则该培养基变黄色，记录结果以“＋”号表示。如该菌发酵糖时产酸兼产气，则培养基除变黄色外，其中倒立的小玻璃管有气泡，此时以“⊕”号记录。如不发酵时，培养基不变色，则用“－”号记录（表5）。

表5　结果举例

细菌	培养基种类	
	乳糖	葡萄糖
大肠杆菌	⊕	⊕
伤寒杆菌	－	＋

【注意事项】

如果试管摇晃过于剧烈，会导致气泡进入德汉氏小管中，因此导致产气的假阳性反应。

二、吲哚试验

【实验目的】

掌握吲哚试验的操作方法及应用。

【实验原理】

有些细菌含有色氨酸酶，能分解培养基中蛋白胨内的色氨酸形成靛基质（又称为吲哚），靛基质为无色，不能直接观察，当加靛基质试剂（欧氏柯氏试剂）时，试剂中的对二甲基氨基苯甲醛与靛基质结合而成红色的玫瑰靛基质，则可被肉眼识别。

【实验方法】

取大肠杆菌蛋白胨水培养物及伤寒杆菌蛋白胨水培养物各一管，在培养液中加入乙醚1～2ml，经充分振荡使吲哚萃取至乙醚中，静置片刻后乙醚层浮于培养液的上面，沿管壁徐徐加入靛基质试剂（约0.3ml，加入靛基质试剂后切勿摇动试管，以防破坏乙醚层影响结果观察），如有吲哚存在，乙醚层呈现玫瑰红色，此为吲哚试验阳性反应，否则为阴性反应（一般为淡黄色）。

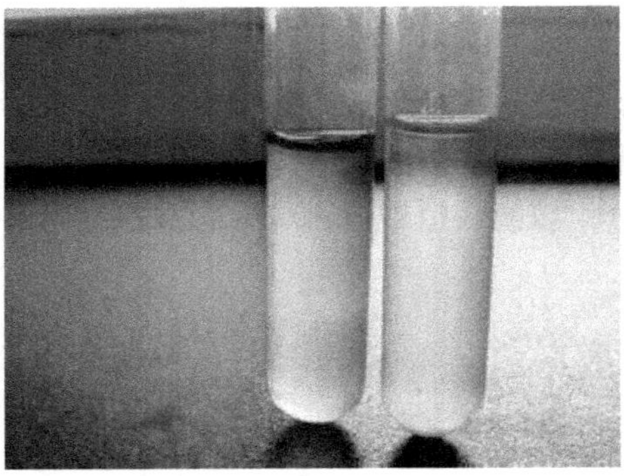

图17 吲哚试验结果（另见彩图）

【结果观察】

大肠杆菌吲哚试验（靛基质试验）阳性，而伤寒杆菌为阴性（图17）。

【注意事项】

乙醚为易挥发的有机溶剂，易燃烧。吸取乙醚时，以及加入乙醚后的菌液不要靠近酒精灯，否则容易着火。

三、甲基红试验

【实验目的】

利用甲基红试验来进行细菌鉴别。

【实验原理】

许多细菌如大肠杆菌等，分解葡萄糖产生丙酮酸，丙酮酸再被分解，产生甲酸、乙酸、乳酸等，使培养基的pH降至4.5以下，这时加入甲基红试剂便呈红色。

甲基红为指示剂，变色pH为4.4（红色）～6.2（黄色）。若细菌分解葡萄糖产酸量少，或产生的酸进一步转化为其他物质（如醇、醛、酮、气体和水等），则培养基的酸碱度仍在pH6.2以上，故加入甲基红指示剂呈黄色。红色为阳性反应，黄色为阴性反应。

【实验材料】

葡萄糖蛋白胨水；大肠杆菌、产气杆菌；甲基红试剂、吸管。

【实验方法】

分别接种大肠杆菌及产气杆菌于葡萄糖蛋白胨水中，另1支葡萄糖蛋白胨水不加任何细菌作为阴性对照，之后都于37℃孵育18～24h，滴加甲基红试剂数滴，立即观察结果。

【结果观察】

大肠杆菌甲基红试验阳性，而产气杆菌为阴性。

【注意事项】

注意无菌操作。

四、V-P 试验

【实验目的】

掌握通过V-P（Voges-Proslauer）试验来进行细菌鉴别的方法。

【实验原理】

某些细菌能分解葡萄糖，产生丙酮酸，再将丙酮酸脱羧变为中性的乙酰甲基甲醇。乙酰甲基甲醇在碱性环境下，被空气中的氧氧化为二乙酰，二乙酰与蛋白胨水中的精氨酸所含的胍基起反应，生成红色的化合物，即为V-P试验阳性。若培养基中胍基不多，可加入少量含胍基的化合物（如肌酸、肌酐等）以加速反应。

【实验材料】

葡萄糖蛋白胨水；大肠杆菌、产气杆菌；李（Leifson）氏试剂。

【实验方法】

1）将大肠杆菌、产气杆菌分别接种于2支葡萄糖蛋白胨水中。

2）37℃孵育48h后，分别加入等量李氏试剂，摇匀后不加塞，静置30min观察结果，出现红色者为阳性反应（图18）。

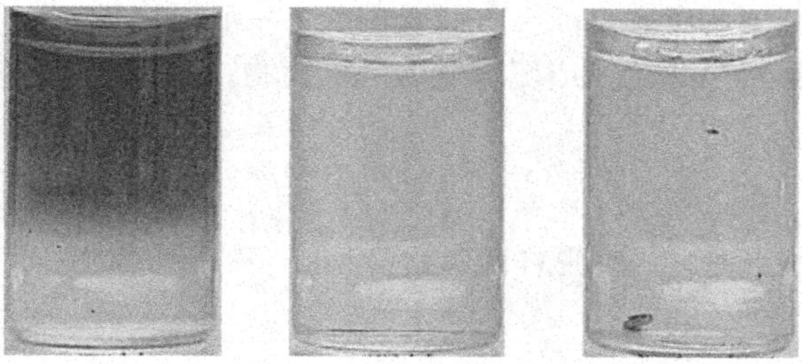

图18 V-P试验结果（另见彩图）

【结果观察】

产气杆菌 V-P 试验阳性，而大肠杆菌为阴性。

五、柠檬酸盐利用试验

【实验目的】

掌握通过柠檬酸盐利用试验来进行细菌鉴别的方法。

【实验原理】

在柠檬酸盐培养基中，柠檬酸钠为碳的唯一来源，磷酸二氢铵为氨的唯一来源。有的细菌如产气杆菌等，可利用柠檬酸盐作为碳源，能在此培养基上生长，并分解柠檬酸盐而最后产生碳酸，使培养基变碱性，这样培养基中的溴麝香草酚蓝指示剂由绿色变为深蓝色，即为柠檬酸盐利用试验阳性。若细菌不能利用柠檬酸盐为碳源，在此培养基上就不生长，培养基则不变色，则为柠檬酸盐利用试验阴性。

【实验材料】

柠檬酸盐培养基；大肠杆菌、产气杆菌。

【实验方法】

分别接种大肠杆菌、产气杆菌于 2 支柠檬酸盐培养基；37℃孵育 24～48h，观察结果。若有菌苔出现，培养基变为深蓝色则为阳性。

【结果观察】

产气杆菌柠檬酸盐利用试验阳性，而大肠杆菌为阴性。

六、硫化氢产生试验

【实验目的】

掌握通过硫化氢产生试验来进行细菌鉴别的方法。

【实验原理】

某些细菌能分解培养基中胱氨酸等含硫氨基酸，生成硫化氢，硫化氢遇铅盐（或铁盐如硫酸亚铁）则形成黑褐色硫化铅或硫化亚铁的沉淀物。黑色沉淀越多，表示生成的硫化氢量亦越多。

【实验材料】

乙酸铅培养基。大肠杆菌、变形杆菌琼脂斜面 18～24h 培养物。

【实验方法】

分别穿刺接种大肠杆菌、变形杆菌至 2 管乙酸铅培养基中，37℃孵育 24h 后观察，穿刺线部位呈黑褐色者为阳性，不变色者为阴性。

【结果观察】

产气杆菌硫化氢产生试验阳性，而大肠杆菌为阴性。

七、细菌菌落的色素及溶血现象

【实验目的】

观察细菌菌落的色素及溶血现象，掌握通过色素颜色和脂溶性、溶血现象鉴别细菌的方法。

【实验原理】

有些细菌能产生色素，色素的颜色因细菌而异。色素亦有水溶性和脂溶性的区别。因为固体培养基富含水分，所以如果是水溶性的色素，色素的颜色将遍布固体培养基；如果是脂溶性的色素，则色素的颜色只是出现在菌落上。有些细菌能产生溶血素，溶血素能裂解血细胞，当接种于普通平板或血平板培养基上可形成有色菌落或在菌落周围形成溶血环。菌落的色素和溶血环可作为鉴别某些细菌的根据。

【实验材料】

制备好的血平板培养基、固体培养基。酒精灯、接种环。金黄色葡萄球菌、绿脓杆菌、表皮葡萄球菌琼脂斜面18～24h培养物。

【实验方法】

用接种环挑取金黄色葡萄球菌、表皮葡萄球菌单个菌落，用平板划线法接种在固体培养基和血平板培养基上。用接种环挑取绿脓杆菌单个菌落，用平板划线法接种在固体培养基上。

【结果观察】

1）观察金黄色葡萄球菌在普通平板上产生的色素。该色素只局限于菌落，为金黄色，属脂溶性色素。

2）观察绿脓杆菌在普通斜面上产生的色素。该绿色色素可扩散至菌苔周围的培养基中，属水溶性色素。

3）在血平板培养基上，金黄色葡萄球菌菌落周围会出现透明的、血细胞被溶解的一圈，即溶血环。表皮葡萄球菌在血平板培养基上没有溶血环，在普通固体培养基上为白色菌落。

实验四　细菌的分布及外界因素对细菌的影响

一、细菌在自然界及人体的分布

【实验目的】

了解细菌广泛分布在自然界中，了解空气、污水、体表、咽喉中的细菌菌落情况，以树立严格的消毒及无菌观念。

【实验原理】

细菌在自然界及正常人体中分布极广，且种类甚多，本次实验应用简单的固体培养基、血液培养基培养的方法证明空气、污水、皮肤、咽喉均有大量细菌存在。

【实验材料】

大肠杆菌肉汤培养基、枯草杆菌肉汤培养物、小管肉汤、普通琼脂平板、血琼脂平板、酒精灯、无菌棉签拭子。

【实验方法】

1. 空气中细菌的检查

取普通琼脂平板 1 个，打开盖暴露于空气中约 30min（放置地点可以选择厕所、窗台、树下、实验室等处），然后盖好，倒置放入 37℃温箱孵育 24h 后观察结果，计算有多少个菌落。

2. 污水中细菌的检查

1）用无菌吸管吸取污水 1ml 放入无菌的空平皿中（污染严重的污水，须用无菌生理盐水适当稀释后进行检查）。

2）将已熔化并已冷却至 45℃左右的琼脂倾注入平皿，轻轻摇动，使其与水混合均匀，静置桌面，待琼脂凝固。

3）置 37℃孵育 24h 后，取出进行结果观察，计算出每毫升水的菌落数。

3. 手指细菌的检查

用手指直接涂于普通琼脂平板上（手指可以直接涂抹，也可用乙醇、消毒水、自来水冲洗后涂抹），倒置放入 37℃温箱孵育，24h 后观察结果，记录有多少种不同特征的菌落。

4. 咽喉部细菌检查

用无菌棉拭子在咽喉部涂抹后，涂在血琼脂平板上，并作划线分离，37℃培养 24h，观察结果。

【结果观察】

观察各培养基上菌落的情况。各种培养基上都生长着数目不等、形态不同的菌落。血平板培养基上可能有溶血情况。

【注意事项】

手指涂抹时，手指上应该没有任何液体，以免影响实验结果。

【思考题】

有些没有稀释的污水用本实验检测时，竟然没有菌落生长，请问是什么原因？

二、细菌对热的抵抗力

【实验目的】

掌握煮沸法的应用及消毒效果。

【实验原理】

通过加热可导致细菌的核酸、蛋白质等大分子变性，从而引起细菌繁殖体死亡。但是单纯的煮沸法很难使得细菌的芽孢死亡。

【实验材料】

大肠杆菌肉汤培养物、枯草杆菌肉汤培养物、已灭菌的肉汤培养基、温度计、烧杯、三脚铁架、酒精灯。

【实验方法】

1）先用酒精灯把烧杯内的水加热煮沸备用。

2）用接种环各取大肠杆菌 3 环接种于两管肉汤中，同法接种枯草杆菌到另外两管肉汤中。

3）取已接种大肠杆菌、枯草杆菌的肉汤管作为试验组，放入盛有沸水的烧杯中，继续加热维持沸腾 5min，然后取出，迅速放入冷水中冷却，并做好标记。

4）余下的接种了大肠杆菌、枯草杆菌的肉汤管，不加热处理，作为对照组，做好标记。

5）最后将试验组及对照组肉汤管放入 37℃温箱中，孵育 24h 后，观察各管有无细菌生长，从实验结果中比较不产生芽孢的大肠杆菌与产芽孢的枯草杆菌对热的抵抗能力。

【结果观察】

观察各试管是否变得浑浊，如果变得浑浊代表里面有细菌生长。

【注意事项】

1）接种前，应先将枯草杆菌肉汤培养物充分摇匀，使菌膜破碎、细菌分散，然后取菌。

2）试验组需在试管塞上作标记，而不宜在试管壁上用蜡笔作标记，以防加热后标记模糊不清。

3）加热时间需严格掌握，水沸后才将两支试管加入，烧杯口的空隙用玻片盖住，煮沸维持 5min 取出并迅速置冷水中冷却。

三、紫外线对细菌的作用

【实验目的】

掌握紫外线杀菌的原理及特点。

【实验原理】

紫外线波长为200～300nm，易被DNA吸收。紫外线可以破坏细菌DNA使得细菌死亡；或使细菌DNA形成胸腺嘧啶二聚体，从而影响细菌DNA的复制，以此达到杀灭细菌的作用。紫外线杀菌具有杀菌能力强，但穿透力弱的特点，普通玻璃及纸片均可吸收紫外线，大大影响紫外线杀菌的效果。故紫外线常用于手术室、无菌室的空气消毒及物体表面消毒。

【实验材料】

大肠杆菌肉汤培养物；琼脂平板1个，灭菌的三角纸片、镊子、紫外线等。

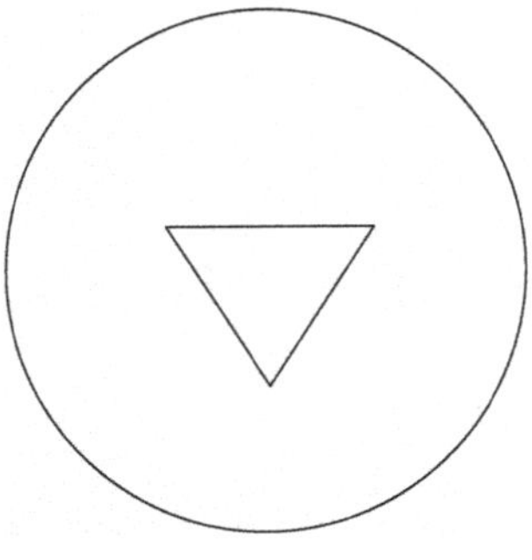

图19　结果观察

【实验方法】

1）用无菌棉签沾大肠杆菌涂于整个普通平板的表面。

2）以无菌镊子镊取无菌的三角形纸片1张，置于中央，然后将平板打开于紫外线下直接照射30min。

3）照射完毕，用经火焰灭菌的镊子取出纸片，放入消毒缸内，盖好平板，倒置于37℃温箱孵育18～24h，观察结果（图19）。

【结果观察】

观察三角纸片区域和三角纸片之外的区域有没有菌落生长。

【注意事项】

在紫外线照射时一定要把平板的盖子打开，否则影响实验结果。避免紫外线直接照射皮肤，以免造成损伤。

四、高压蒸汽灭菌

【实验目的】

掌握手提式高压蒸汽灭菌器的原理和使用方法。

【实验原理】

手提式高压蒸汽灭菌器是一双层筒状金属容器，两层之间盛水，外层坚厚，上端有盖，盖旁附有螺栓，使用时将螺旋扭紧使盖紧闭、蒸汽不能外溢。盖上装有排气阀门、安全阀门，以调节高压蒸汽灭菌器内蒸汽压力。温度计、压力表显示内部温度和压力。高压蒸汽灭菌器内装有带孔的金属搁板，放置欲灭菌的物品。高压蒸汽灭菌方法的原理是水在大气中100℃左右沸腾，随着大气压力增加沸腾温度将随之增加。因此，密闭的高压蒸汽灭菌器内，当压力指示蒸汽压力增加到每平方英寸15lb（1.05kg/cm^2）时，温度则相当于121.3℃，在这种温度下20～30min即可杀死细菌的繁殖体与芽孢（图20）。

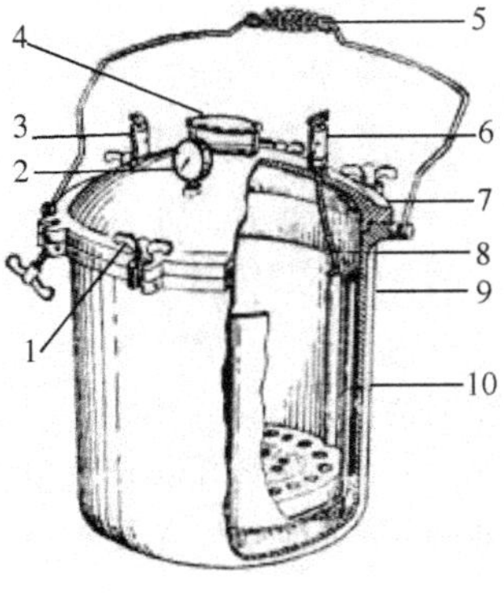

图20　高压蒸汽灭菌锅

1. 紧螺栓；2. 压力表；3. 安全帽；4. 盖提手；5. 提杯；6. 放气闸；7. 盖；8. 放气饮管；9. 主体；10. 内部容器

【实验材料】

纱布、水、手术器械等需要高压蒸汽灭菌的物品、手提式高压蒸汽灭菌器。

【实验方法】

1）先将高压蒸汽灭菌器底层加水，将欲灭菌物品（纱布、手术器械等需用报纸包好或者放入密闭铝盒中）放置在金属圆筒搁板内，然后将盖紧闭，扭紧螺旋，器底加热。

2）待高压蒸汽灭菌器内压力升至 5lb 时，稍放开排汽阀门约 3min，待压力下降到 0 时，使高压蒸汽灭菌器内原来的冷空气完全排出，否则压力表所示压力并非全部是蒸汽压力，灭菌将不完全。

3）待空气全部排出后，关闭排气阀门，继续加热，待压力升至所需磅数（一般为 15lb），调节热源，使其维持 15～30min。

4）灭菌时间到达后，便停止加热，待压力自行下降至 0 时开盖取物。切勿突然打开排气阀门放气减压，以免液体的物品冲出容器而外溢（表 6）。

表 6　蒸汽压力和温度

蒸汽压力/(lb/in^2)	温度/℃	蒸汽压力/(lb/in^2)	温度/℃
5	108.8	20	126.2
8	113.0	25	130.4
10	121.3	30	134.6
15	115.6		

5）纱布、手术器械等物品需放入烘箱中烘干方可使用。

【结果观察】

只要温度、压力和时间达到要求，就可以获得理想的灭菌效果。

【注意事项】

进行高压蒸汽灭菌的物品需要能够耐高压、耐高温，而且还需要水不会对其使用产生影响。粉剂的药品因为易吸水，不便采取此法灭菌。高压蒸汽灭菌过程需规范操作，灭菌之前一定要加水，避免干烧；灭菌完后需要等锅内压力降到零，方能打开盖取出灭菌物品。

【思考题】

1）纱布、手术器械等灭菌物品为什么需要用报纸包好，或者放入密闭铝盒中，才能进行灭菌操作？

2）灭菌完后为什么需要等锅内压力降到零，方能打开盖取出灭菌物品？

五、干热灭菌法

【实验目的】

掌握干热灭菌法的特点和操作方法。

【实验原理】

高温能使核酸、蛋白质等大分子物质变性，从而达到杀灭细菌的目的。干热灭菌法没有蒸汽的参与，所以同样条件的灭菌效果不如湿热灭菌法。但是干热灭菌在 160～170℃保持 2h 同样可以杀灭几乎所有的微生物及其芽孢。进行干热灭菌的物品需要耐高温，脱水不会对其产生影响，主要用于粉末、玻璃器皿、金属器皿的灭菌。

【实验材料】

需要灭菌的物品、干热灭菌器。

【实验方法】

1）玻璃器皿等在灭菌前需洗净，充分干燥，并经适当包装后，放于烤箱内。

2）关闭烤箱门，闭门通电加热，温度渐升至 160～170℃，保持 2h，即达到灭菌的目的。

3）关闭电源，待箱内温度下降后（<40℃），取出灭菌物品。

【结果观察】

只要温度、压力和时间达到要求，就可以获得理想的灭菌效果。

【注意事项】

1）温度不可超过 180℃，否则棉塞及包装纸会被烧焦。

2）灭菌的玻璃器皿事先应充分干燥，否则易破裂。

3）灭菌后，待箱内温度下降到 40℃以下时，方可开门，不然，高温时突然开门，骤然过冷，可能使玻璃发生破裂等意外。

六、滤器除菌

【实验目的】

掌握过滤除菌法的原理及应用。

【实验原理】

过滤除菌法用到的薄膜孔径比细菌小，所以当溶液通过滤菌器时，细菌留在了薄膜上，而穿过滤菌器的溶液则是无菌的。滤菌器的孔径一般有 0.1μm、0.22μm、0.45μm 等多个规格。经过高压蒸汽灭菌后会变质的物质如血清、胰蛋白酶、氨基酸及维生素等，可采用此法除菌。过滤除菌法因为其原理限制，不能除去病毒和支原体。滤菌器种类很多，下列实验是以赛氏（Seitz）EK 型石棉板滤器为例。赛氏（Seitz）EK 型石棉板滤器由金属漏斗和夹在其中的石棉滤板组成。细菌不能通过 EK 型石棉板（Enkkeimung，意为无菌）（图 21）。

【实验材料】

需要灭菌的溶液、赛氏（Seitz）EK 型石棉板滤器。

【实验方法】

1）把石棉滤板装入漏斗，用牛皮纸包扎后以高压蒸汽灭菌。

2）在使用滤器时打开包装纸，取出滤器，装在经灭菌的抽滤瓶上。

3）用橡皮管将滤瓶连接装有氯化钙的干燥瓶上，干燥瓶另一端开口处用橡皮管与抽气泵连接，然后把待过滤的悬液注入漏斗内，开动抽气泵进行过滤。滤液多时，须边滤边加，直到滤完为止。

4）用过的滤器须用高压蒸汽灭菌，然后弃去石棉滤纸，洗净金属滤器、拭干，装上新的石棉滤板，用牛皮纸包好灭菌以备下次应用。

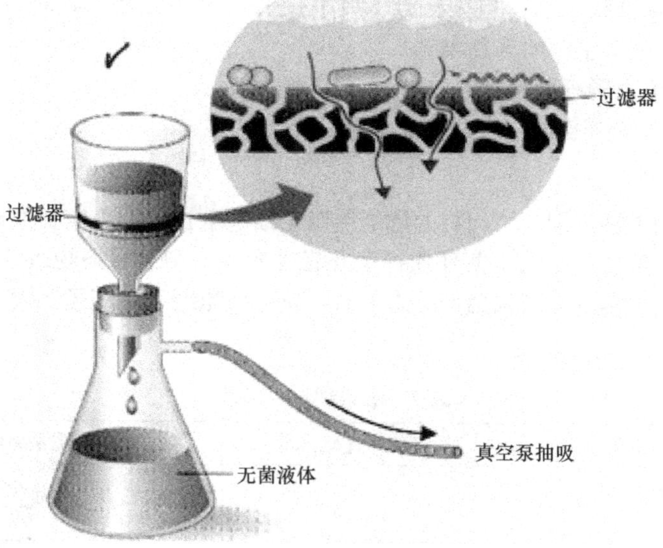

图 21　过滤除菌法原理

【结果观察】

只要滤材达到要求，就可以获得理想的除菌效果。

【注意事项】

目前国内使用的除菌滤器，主要包括赛氏滤器和玻璃滤器。用作血清或较浓蛋白质滤过除菌，应使用加压式赛氏滤器，这样可使过滤时不会产生泡沫等而顺利滤过。玻璃滤器为抽滤式，滤板是陶质。用于除菌的规格为 G_4 较可靠，但不适合血清除菌用。

七、抗生素及中草药的抗菌作用

【实验目的】

掌握抗生素及中草药（biological agent and Chinese herb）对细菌的作用，掌握纸片法抑菌实验的操作。

【实验原理】

抗生素及某些中草药具有抑制和杀死其他微生物的作用，因而常用来防治各种细菌性传染病。各种致病菌对药物的敏感性不同，即使用一种细菌的不同菌株对不同药物的敏感性也有差别。在治疗中，细菌对药物的敏感性也常会发生改变，甚至出现耐药菌株，亦产生耐药性变异。因此，测定细菌对药物的敏感性（通常称为药物敏感试验），对于临床治疗中选择用药及时控制感染具有重要意义。常用的有纸片弥散法和试管稀释法（本实验为纸片弥散法）。

【实验材料】

普通平板、大肠杆菌 16～18h 液体培养物、葡萄球菌液、青霉素、氯霉素、金银花及黄连水煎液、纸片等。

【实验方法】

1）用无菌接种环取葡萄球菌液 2 或 3 环，放于普通平板（固体培养基）上，再用无菌扩散棒将菌液均匀涂布于整个平板表面（也可用无菌棉签沾细菌后均匀涂布在平板表面）。

2）待平板上菌液稍干后，用灭菌镊子取干燥的药物滤纸片，蘸取药物之后放于平板上，并在平板背面玻璃上注明药物名称。

3）同上方法取大肠杆菌液另做一份。

4）将平板放入 37℃温箱 24h 后观察结果。

【结果观察】

如细菌对药物敏感，则含该药物的滤纸周围无细菌生长，无菌生长的地方称为抑菌环。如细菌对该药物不敏感，则无抑菌环或抑菌环直径较小。细菌对药物敏感度的大小，常以抑菌环直径的大小表示（量度抑菌环的直径时，应包括滤纸片的直径在内）。一般的结果判定可参考表 7。

表 7　结果判定参考表

抗生素种类与浓度	抑菌环直径/mm	试验细菌的敏感程度
青霉素（100 单位/ml）	0	不敏感
	<10	轻度敏感
	10～15	中度敏感
	>15	高度敏感
链霉素（1000μg/ml）	0	不敏感
	<10	轻度敏感
	10～15	中度敏感
	>15	高度敏感
庆大霉素（1000μg/ml）	0	不敏感
	<10	轻度敏感
	10～15	中度敏感
	>15	高度敏感

【注意事项】

1）取细菌涂布平板时，要注意取对数生长期的细菌，如可取用 6h 培养的幼龄菌。

2）用纸片蘸取药物之后，应该使纸片在装药物的试管内壁尽量除去多余的液体，然后再把纸片置于涂有细菌的固体培养基上。

3）纸片法为定性实验，但同一药物其浓度越高，抑菌环的大小也随之增加。

【思考题】

如果金银花的抑菌环大于青霉素的抑菌环，是否就意味着金银花的杀菌效果一定比青霉素强？

实验五　细菌的变异性实验

细菌的结构简单、繁殖迅速，易受环境条件影响而发生变异。正因为有了变异性，细菌才会有所发展，产生变种和新种。

一、细菌的形态变异

【实验目的】

掌握细菌的形态变异。

【实验原理】

鼠疫杆菌为革兰阴性短粗杆菌，菌体两端钝圆，如在陈旧培养物或在含3% NaCl的高盐培养基中，菌体则呈多形性，有球形、杆形、哑铃形等。鼠疫杆菌在血平板培养基上的菌落为不透明、中央隆起、不溶血菌落，且边缘薄而不规则。

【实验材料】

1）菌种：鼠疫杆菌（无毒株）斜面24h培养物。

2）载玻片、革兰染液、3%～6% NaCl血液琼脂斜面培养基。

【实验方法】

1）接种无毒鼠疫杆菌于3%～6% NaCl血液琼脂斜面上。

2）28～30℃孵育3天，取出作涂片，革兰染色后在显微镜下与未变异前的涂片作比较观察。

【结果观察】

无毒鼠疫杆菌为革兰阴性短粗杆菌；在NaCl血液琼脂培养基中为多形性。

【注意事项】

注意无菌操作。

二、细菌的菌落变异

【实验目的】

掌握细菌的菌落变异。

【实验原理】

菌落是在固体培养基中，由一个细菌繁殖而来的细菌的集落。菌落的形态可以反映细菌的特性及结构。细菌菌落的形态发生变异，代表着细菌本身发生了变异现象。应用人工的方法，可以导致细菌的形态变异。

细菌的菌落可分为光滑型（smooth，S）和粗糙型（rough，R）两种。S-R变异常见于肠道杆菌，如沙门菌属与志贺菌属的细菌。从患者中新分离的菌株，其菌落呈 S 型，但经人工培养基多次传代后，菌落可变为 R 型。当细菌发生 S-R 变异时，其毒力、生化反应与抗原性等也常常发生改变。

【实验材料】

1）菌种：光滑型、粗糙型大肠杆菌琼脂斜面 18～24h 培养物。

2）培养基：普通琼脂平板。

【实验方法】

1）分别接种光滑型和粗糙型大肠杆菌于两个普通平板上。

2）37℃孵育 18～24h 后，比较观察两型大肠杆菌的菌落特性。

【结果观察】

平板上光滑型菌落表面光滑、边缘整齐、湿润；粗糙型菌落表面粗糙、边缘不整齐、干皱。

三、细菌的鞭毛变异

【实验目的】

掌握细菌的鞭毛变异。

【实验原理】

细菌的鞭毛是细菌运动器官，细菌失去鞭毛后，其运动能力将大大降低。有鞭毛的变形杆菌，运动非常活泼，在普通培养基表面可形成特殊的迁徙生长现象（即从接种处向四周扩散生长）。若在培养基中加入 0.1%苯酚，变形杆菌鞭毛的形成就会受到抑制。失去鞭毛的变形杆菌，则无特殊的迁徙生长现象出现。

【实验材料】

普通变形杆菌琼脂斜面 18～24h 培养物、琼脂平板、0.1%苯酚琼脂平板培养基、酒精灯、接种环等。

【实验方法】

1）分别在琼脂平板和 0.1%苯酚琼脂平板的一侧点种变形杆菌，勿将细菌划开。

2）37℃孵育 24h 后，观察有无迁徙现象。

【结果观察】

有鞭毛的变形杆菌，运动非常活泼，在普通培养基表面可形成特殊的迁徙生长现象（即从接种处向四周扩散生长）。

失去鞭毛后，则无此现象（仅在接种部位生长）。

四、细菌 L 型变异

【实验目的】

掌握细菌 L 型变异的原理及方法。

【实验原理】

细菌在有些水解酶（如溶菌酶）或某些抗生素（如青霉素）的作用下，作为细胞壁主要成分的肽聚糖合成受阻，导致细胞壁受损，成为细胞壁缺陷型细菌，称为L型细菌。由于其细胞壁缺陷，在低渗环境中，菌体会裂解死亡，但在高渗含血清的培养基中仍可生长，形成荷包蛋样的细小菌落。

【实验材料】

1）菌种：金黄色葡萄球菌肉汤培养物。

2）L型培养基：牛肉浸液800ml，蛋白胨20g，氯化钠（NaCl）50g，琼脂8g，pH7.4。高压蒸汽灭菌，待温度降至50℃左右时，加入无菌人血浆200ml后倾注平板。

3）低浓度青霉素药物纸片（每片40μg/ml）。

4）革兰染液和细胞壁染液。

【实验方法】

1）在L型培养基上加入0.05ml金黄色葡萄球菌培养物，然后以L型玻棒均匀涂布平皿，待平皿稍干后，取青霉素药物纸片1张贴于平板中央，37℃培养过夜，次日观察有无抑菌圈。

2）每隔一天用放大镜或在低倍镜下观察抑菌圈内有无荷包蛋样小菌落出现。

3）如出现荷包蛋样小菌落，则取荷包蛋样菌落和抑菌圈外细菌分别进行涂片，作革兰染色和细胞壁染色并镜检。

【结果观察】

抑菌圈内出现荷包蛋样小菌落，经染色后可见细菌呈多形性，细胞壁染色显示：看不清细胞壁结构，与原菌对比区别明显。

实验六　细菌的致病性

细菌的致病力包括侵袭力和毒素。前者是指细菌的一些酶类及其他表面结构物质。细菌所产生的侵袭性酶有透明质酸酶、链激酶、血浆凝固酶等。毒素有内毒素、外毒素两种。

一、内毒素测定与鲎实验

【实验目的】

掌握细菌内毒素的检测方法。

【实验原理】

临床所配制的输液用品或生物制品中不能含有内毒素，临床上有时需要及时地确定患者是否有由革兰阴性菌感染（内毒素休克）引起的内毒素血症，因此需要进行细菌内毒素的检测。

鲎（hòu）是一种海洋节肢动物，其血液中含有一种有核变形细胞，这种细胞的细胞质中含有凝固酶原和凝固蛋白原。凝固酶原能在内毒素（脂多糖）的作用下激活成为凝固酶，凝固酶能使得凝固蛋白原（溶解状态）转变成凝固蛋白（凝胶状态）。因此，通过从海洋无脊椎动物鲎的蓝色血液中提取的变形细胞溶解物，经低温冷冻干燥精制而成的生物制剂——鲎试剂可用来检测内毒素的存在与否。鲎试剂的生物活性以其能检出细菌内毒素的最低有效浓度表示，即鲎试剂的灵敏度，单位为EU/ml（图22）。

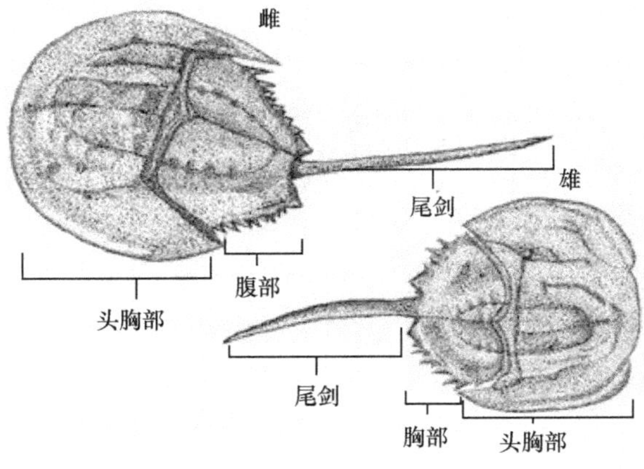

图22　海洋节肢动物鲎

【实验材料】

0.1ml/支的鲎试剂、凝集管（10mm×75mm）、三角瓶、小试管（16mm×100mm）、试管架、洗耳球、封口膜或金属试管帽、时钟、脱脂棉、吸水纸、剪刀、砂轮等。

【实验方法】

1）接通恒温器电源，将温度调节至37℃±1℃。

2）当供试品需要控制的内毒素限值大于鲎试剂灵敏度时，需要对供试品进行稀释，计算见公式（9）。

$$MVD = L/\lambda \tag{9}$$

式中，MVD表示供试品的最大有效稀释倍数；L表示供试品需控制的内毒素限值（EU/ml）；λ表示鲎试剂灵敏度值（EU/ml）。

举例 某供试品需要控制的内毒素限值为5EU/ml，使用灵敏度λ=0.25EU/ml的鲎试剂作细菌内毒素检查。MVD=5(EU/ml)/0.25(EU/ml)=20倍。即供试品需作1∶20稀释后再作检查。若检查结果为阳性，表明供试品内毒素含量≥5EU/ml，超过限值；若检查结果为阴性，表明供试品内毒素含量<5EU/ml，低于限值。

3）供试品溶液制备：取0.2g糖粉，加入2ml检查用水稀释，混匀，备用。

4）取规格为0.1ml/支的鲎试剂8支，折断（或割断）安瓿颈，其中2支作为供试品管，2支作为阴性对照管，2支作为阳性对照管，2支作为供试品阳性管。

5）阴性对照管加入0.2ml水，其余各管加入0.1ml水复溶；供试品管各加入0.1ml供试品溶液，阳性对照管加入0.1ml 2.0λ浓度的内毒素溶液，供试品阳性对照管加入0.1ml供试品阳性对照溶液，用被测供试品溶液将同一支细菌内毒素工作标准品制成2.0λ浓度的同毒素溶液。

6）封闭管口，轻轻摇匀，放入(37±1)℃恒温器中保温（60±2）min，保温和拿取试管过程中应避免其受到振动造成假阴性结果。

【结果观察】

1）将试管从恒温器中小心取出，缓缓倒转180℃时，若管内凝胶不变形，不从管壁滑脱者为阳性，记录为（+）；不呈凝胶、不能保持完整并从管壁滑脱者为阴性，记录为（−）。

2）阴性对照管必须呈阴性，阳性对照管、供试品阳性对照管必须呈阳性，实验有效，否则无效。

3）供试品管2支均为（−），应认为符合规定；如2支均为（+），就认为不符合规定；如2支中1支为（+），1支为（−），按上述方法另取4支供试品管复试。复试时，需做4支平行管，若所有平行管均为阴性，判定供试品符合规定；否则判定供试品不符合规定。

4）若阴性对照管为阳性，表明鲎试剂、水或检验器皿受到污染，若阳性对照管为阴性，表明鲎试剂或内毒素已失效，或者鲎试剂的灵敏度及内毒素的效价标示不准确，或者内毒素的稀释有误；供试品阳性对照管为阴性，表明供试品反应体系有抑制反应进行的干扰因素存在。

【注意事项】

1）实验前，须用肥皂洗手，用75%酒精棉球消毒。

2）溶解鲎试剂及混匀供试品和鲎试剂时，不要剧烈振荡，避免产生气泡。

3）由于凝集反应是不可逆的，因此在反应过程中及观察结果时应注意不要使试管受到振动，以免使凝胶破碎产生假阴性结果。

4）为保证检验的准确性，检验所使用的器具必须经严格的洗涤及处理，除去可能存在的外源内毒素，参考处理方法如下：清洁液浸泡→自来水冲洗→蒸馏水冲洗→250℃干烤至少1h或130℃干烤6h。

5）不能使用一次性注射器进行实验。

6）鲎试剂的灵敏度有：0.03EU/ml、0.06EU/ml、0.125EU/ml、0.25EU/ml、0.5EU/ml、1.0EU/ml；应在8℃以下避光储存。

7）当使用新批号的鲎试剂或试验条件发生了任何可能影响检验结果的改变时，应进行鲎试剂灵敏度复核实验。

二、透明质酸酶试验

【实验目的】

掌握细菌侵袭力的重要组成部分：透明质酸酶（hyaluronidase）。

【实验原理】

透明质酸为组织基质中具有限制水分及其他细胞外物质扩散作用的成分，透明质酸酶为一种能水解透明质酸的酶，因为其能水解透明质酸，因此可降低人体细胞间质的黏性，从而促进细菌的扩散及细菌毒素的吸收。透明质酸酶是一种侵袭性的酶类，与细菌的致病性有关。

【实验材料】

家兔；乙型溶血性肺炎链球菌24h肉汤培养滤液；黑墨水、生理盐水、无菌注射器及针头等。

【实验方法】

1）取家兔一只，将背部两侧毛剪去（或用脱毛剂将毛脱去）。

2）分别取乙型溶血性肺炎链球菌24h肉汤培养物滤液0.5ml及生理盐水0.5ml，各与等量黑墨水混合。

3）于家兔背部一侧皮内注射乙型溶血性肺炎链球菌滤液与黑墨水混合液1ml，另一侧注射生理盐水与黑墨水的混合液1ml。

4）注射后1h观察结果，比较两侧黑墨水扩散范围的大小并作记录。

【结果观察】

注射乙型溶血性肺炎链球菌滤液的黑墨水的扩散范围远大于注射生理盐水的一侧。

【注意事项】

注射乙型溶血性肺炎链球菌滤液与黑墨水混合液、生理盐水与黑墨水混合液时应避免漏出，以免使表皮着色，影响结果的观察。

实验七　病原性球菌

病原性球菌（pathogenic cocci）在人体内引起的主要病变是化脓性炎症。根据其染色性不同病原性球菌分为两大类：革兰阳性菌和革兰阴性菌。通过实验认识各菌的生物学特性，掌握其致病性及鉴别方法。

一、葡萄球菌、链球菌、肺炎链球菌及脑膜炎奈瑟菌的形态和染色特征

【实验目的】

熟悉常见病原性球菌的形态和染色特征。

【实验原理】

病原性球菌又称为化脓性球菌，主要包括革兰阳性的葡萄球菌、肺炎链球菌、肺炎链球菌和革兰阴性的脑膜炎奈瑟菌、淋病奈瑟菌。鉴别化脓性细菌，主要根据细菌形态、染色、培养特性及生化反应等。

【实验材料】

1）葡萄球菌、肺炎链球菌、肺炎链球菌、脑膜炎奈瑟菌的纯培养物及脑膜炎奈瑟菌感染者的脑脊液标本。

2）革兰染液、光学显微镜、擦镜纸、香柏油、乙醇。

【实验方法】

分别取葡萄球菌、肺炎链球菌、肺炎链球菌及脑膜炎奈瑟菌的纯培养物及脑膜炎奈瑟菌感染者的脑脊液标本少许直接进行涂片，经革兰染色后在显微镜下观察各细菌形态特征。

【结果观察】

1）葡萄球菌：革兰染色阳性球菌，排列不规则，常呈葡萄串状，有时亦呈短链或散在排列。

2）肺炎链球菌：革兰染色阳性球菌，呈长短不一的链状排列。

3）肺炎链球菌：革兰染色阳性球菌，菌体呈矛尖状，钝端相对、尖端向外、成双排列。在其荚膜染色片上，可见菌体周围较厚的淡紫色荚膜。

4）脑膜炎奈瑟菌：革兰染色阴性球菌，菌体呈肾形或蚕豆形，凹面相对、成双排列。在脓性脑膜炎奈瑟菌感染者的脑脊液标本中，细菌多位于中性粒细胞的胞质内，但亦可见分散于细胞外。

【注意事项】

观察示教时不要移动视野和调节显微镜的粗准焦螺旋，若感觉图像模糊可以轻微调节细准焦螺旋。

二、葡萄球菌、链球菌、肺炎链球菌、脑膜炎奈瑟菌及淋病奈瑟菌的菌落特征

【实验目的】

熟悉常见病原性球菌的菌落特征。

【实验材料】

1）菌种：葡萄球菌（金黄色葡萄球菌、表皮葡萄球菌、腐生葡萄球菌）、肺炎链球菌（甲型溶血性肺炎链球菌、乙型溶血性肺炎链球菌）、肺炎链球菌。

2）流行性脑脊髓膜炎患者脑脊液标本、淋病患者尿道分泌物标本。

3）血琼脂平板、巧克力血琼脂平板。

4）接种环、酒精灯、恒温箱、CO_2培养箱。

【实验方法】

1）将金黄色葡萄球菌、腐生葡萄球菌、表皮葡萄球菌、甲型溶血性肺炎链球菌、乙型溶血性肺炎链球菌、肺炎链球菌分别接种于血琼脂平板后，置于37℃恒温箱培养18～24h，观察各细菌在血琼脂平板上生长的菌落特征。

2）取流行性脑脊髓膜炎患者脑脊液和淋病患者尿道分泌物，分别直接划线接种于巧克力血琼脂平板上，将接种好的培养基置于含5% CO_2的CO_2培养箱中培养24～48h，观察细菌在培养基上的生长情况。

【结果观察】

1）葡萄球菌在血琼脂平板上形成圆形凸起、表面光滑、湿润、边缘整齐、不透明的菌落。并随菌种不同，菌落呈现不同的颜色。

金黄色葡萄球菌——金黄色菌落，大多数菌株产生透明的溶血环。

腐生葡萄球菌——白色或柠檬色菌落，周围无溶血环。

表皮葡萄球菌——白色菌落，周围无溶血环。

2）肺炎链球菌在血琼脂平板上形成灰白色、圆形凸起、不透明或半透明的细小菌落。不同菌株有不同的溶血现象。

甲型溶血性肺炎链球菌——在菌落周围形成草绿色溶血环，为不完全溶血。

乙型溶血性肺炎链球菌——在菌落周围形成透明的溶血环，为完全溶血。

3）肺炎链球菌在血琼脂平板上形成的菌落与甲型溶血性肺炎链球菌菌落相似，细小、灰白色、菌落略扁平、半透明，菌落周围有草绿色的溶血环。培养2～3天后，因菌体发生自溶，菌落中央下陷呈“脐”状。

4）脑膜炎奈瑟菌在巧克力（色）琼脂平板上可形成无色、圆形、凸起、光滑、似露滴状、透明的菌落；在血琼脂平板上不溶血。

5）淋病奈瑟菌在巧克力（色）琼脂平板上形成无色或灰白色、圆形、凸起、光滑整齐、半透明的小菌落。

【注意事项】

观察、描述菌落时要观察和描述菌落的大小、形状、颜色、透明度、表面光滑或粗糙、湿润或干燥、边缘整齐与否等性状。

三、血浆凝固酶试验

【实验目的】

掌握血浆凝固酶试验（coagulase test）的原理、方法及临床意义。

【实验原理】

致病性葡萄球菌可以通过色素、溶血情况、分解甘露醇、血浆凝固酶等几方面进行鉴别，而血浆凝固酶试验是鉴别其致病性的重要指标。致病性葡萄球菌能产生血浆凝固酶，可使含有抗凝剂的人或兔血浆发生凝固。血浆凝固酶存在两种形式：游离型凝固酶和结合型凝固酶，前者用试管法检测，后者用玻片法检测。

【实验材料】

兔血浆、金黄色葡萄球菌培养物、表皮葡萄球菌培养物、小试管、生理盐水、玻片、接种环等。

【实验方法】

1. 试管法

1）在做好标记的试管中，分别加入兔血浆 0.3ml 于试管底。

2）分别取两环金黄色葡萄球菌及表皮葡萄球菌培养物加于血浆中。

3）轻轻转动试管混匀后，放入 37℃水浴中，1h 后取出观察结果。

2. 玻片法

1）平放玻片，如图 23 所示，先用毛细滴管加生理盐水 1～2 滴于玻片③位置，再在玻片①、②位置分别滴加血浆 1～2 滴。

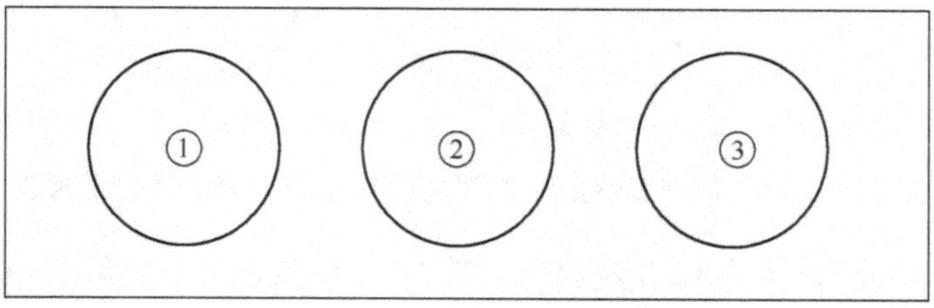

图 23 血浆凝固酶试验（玻片法）示意图

2）在①、③位置加 1 或 2 环金黄色葡萄球菌，②位置加表皮葡萄球菌 1 或 2 环，加入不同的葡萄球菌，混匀，注意观察（数分钟内出现凝固颗粒）。

【结果观察】

观察血浆有无凝固。在试管法中，凡血浆呈现胶冻状为阳性，仍呈液状为阴性。在玻片法中，若在加血侧迅速出现凝集现象，而生理盐水对照侧未出现凝集者判断为阳性；如两格都无凝集现象出现者为阴性。

【注意事项】

1）取不同标本时要充分烧灼灭菌接种环。

2）用玻片法检测时，应在较短时间内观察结果。时间太长会出现假阳性。

四、抗肺炎链球菌溶血素“O”抗体的测定（乳胶法）

【实验目的】

熟悉测定抗肺炎链球菌溶血素“O”抗体的原理、方法和临床意义。

【实验原理】

感染乙型溶血性肺炎链球菌后2～3周，患者血清中可有肺炎链球菌溶血素“O”的抗体（antistreptolysin，ASO）。用人工制备的ASO胶乳试剂（即溶血素“O”的免疫微球，是羧化聚苯乙烯胶乳与溶血素“O”共价交联的产物），利用间接凝集抑制试验原理，ASO高滴度的患者血清被适量的溶血素中和后，还有多余ASO，这些多余的抗体即与ASO胶乳试剂反应，出现清晰均匀的凝集颗粒。

【实验材料】

溶血素“O”溶液、ASO胶乳试剂、阳性及阴性控制血清、反应板。

【实验方法】

1）患者血清标本用生理盐水1∶50稀释，56℃灭活30min。

2）在反应板①位置滴加已稀释灭活的血清标本1滴，②位置滴加阴性控制血清1滴，③位置滴加阳性控制血清1滴。再分别各滴加溶血素“O”溶液1滴，轻摇2min，使其充分混匀（图24）。

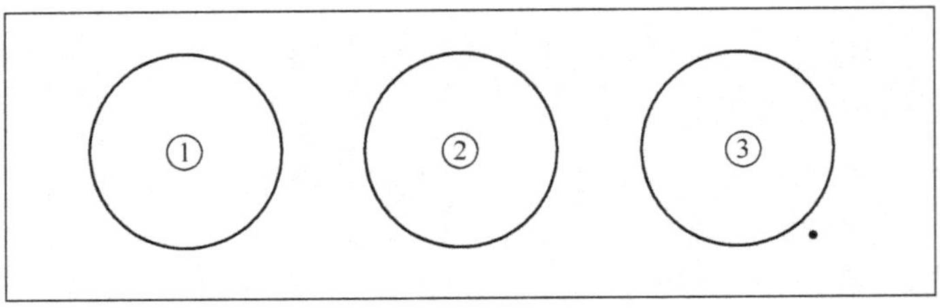

图24　抗肺炎链球菌溶血素“O”抗体的测定（乳胶法）示意图

3）在上述3个液滴上再各加ASO胶乳试剂1滴，轻摇8min，观察有无凝集以判断结果。

【结果观察】

阳性对照应出现明显的乳胶凝集现象，阴性对照不应出现凝集。患者血清出现乳胶凝集为阳性，不出现者为阴性。

【注意事项】

1）1∶50患者血清阳性反应相当于传统Todd溶血试验ASO≥500单位。若反应很显著，应将患者血清用生理盐水稀释为1∶80，甚至1∶100。

2）1∶80患者血清阳性反应的ASO≥800单位，1∶100患者血清阳性反应的ASO≥1000单位。

【思考题】

1）简述致病性葡萄球菌的主要鉴定指标。

2）简述致病性葡萄球菌和乙型溶血性肺炎链球菌的主要鉴别要点。

3）简述抗“O”实验的原理及应用。

附录

1. 脓液及创面分泌物标本检查法

脓汁及创伤感染中常常包括化脓性球菌、大肠杆菌、绿脓杆菌、变形杆菌、结核杆菌及某些厌氧菌，通过进行细菌的分离培养、涂片、染色、生化反应及致病力检查可加以区别。

（1）标本采集：用无菌棉拭子取脓汁或分泌物，取标本时应尽量揩去病灶表面的污染菌，以免影响结果；对于深部组织脓肿，消毒皮肤后用无菌注射器穿刺吸取。

（2）检查步骤

脓汁或分泌物
- 直接涂片、染色、镜检
- 培养
  - 需氧培养→血平板分离培养
    - 观察菌落、溶血情况
    - 涂片染色镜检
    - 生化反应
    - 致病力试验
  - 厌氧培养

根据镜检及菌落特点，疑为葡萄球菌者可在观察色素、溶血特点的基础上，进行致病力试验（血浆凝固酶）。疑为肺炎链球菌者，应进一步用血清肉汤培养，并作涂片观察其形态及排列。如介于甲型肺炎链球菌与肺炎球菌的菌落特点者，应通过（胆汁溶血试验）生化反应加以区别。

2. 血液的细菌学检查

（1）标本采集

1）一般应在治疗前，并以发热高峰时采血最为适宜。

2）采血的量应相当于培养液的1/10，通常用50ml培养液，则应采血5ml。血液过多，因血液内抑菌杀菌物质未被充分稀释，影响病原菌生长繁殖；血液量过少则含菌数也少，生长机会也相应减少。二者均影响阳性结果的检出。

3）必须严格遵守无菌操作，将血液直接注入培养瓶内，随即摇匀，使之与培养液充分混合。

（2）检查步骤

肉汤培养基 —37℃ 18～24h→ 血琼脂平板 —37℃ 18～24h→ 取菌落
- 涂片染色镜检
- 生化反应
- 血清学反应

实验八　肠道杆菌

肠道杆菌（enterobacteriaceae）是一类革兰阴性杆菌，大致分为非致病菌及致病菌两大类。致病菌以沙门菌属和志贺菌属为主，它们的形态相似，常用生化反应及血清学试验进行鉴别。通过实验掌握主要的肠道杆菌的形态染色、菌落特点、生化反应及鉴别，了解肠道杆菌的检查方法。

一、大肠杆菌、伤寒杆菌、痢疾杆菌的染色和形态

【实验目的】

了解大肠杆菌、伤寒杆菌、痢疾杆菌的革兰染色形态及染色性的特征。

【实验材料】

1）标本：伤寒杆菌、大肠杆菌、痢疾杆菌的革兰染色标本。

2）革兰染液、光学显微镜、香柏油、擦镜纸、乙醇、乙醚。

【实验方法】

将标本片置于光学显微镜下观察各菌形态及染色特征。

【结果观察】

1）大肠杆菌革兰染色标本片：可见革兰阴性杆菌，两端钝圆，单个散在分布。

2）伤寒杆菌革兰染色标本片：可见革兰阴性杆菌，菌体短小，单个存在。

3）痢疾杆菌革兰染色标本片：可见革兰阴性杆菌，菌体短小。

【注意事项】

观察示教时不要移动视野和调节显微镜的大螺旋，若感觉图像模糊可以轻微调节小螺旋。

二、大肠杆菌、伤寒杆菌、痢疾杆菌在SS琼脂平板上的特征

【实验目的】

了解SS琼脂平板上的大肠杆菌、伤寒杆菌、痢疾杆菌的菌落特征。

【实验原理】

SS培养基为强选择性培养基，培养基中含有乳糖、中型红指示剂和煌绿、硫代硫酸钠、胆盐、柠檬酸钠等抑制剂，对大肠埃希菌（大肠杆菌）有很强的抑制作用，有利于肠道致病菌的选择生长。中性红指示剂酸性条件下呈现红色，在SS培养基上生长的菌落，若能分解乳糖产酸则是红色，不分解乳糖则不显色。

【实验材料】

大肠杆菌、伤寒杆菌、痢疾杆菌SS平板分离培养物。

【实验方法】

观察SS平板上3种不同细菌的菌落形态特征。

【结果观察】

1）记录描述SS平板上3种不同细菌的菌落性状特征，注意观察和记录菌落颜色特征。

2）大肠杆菌：菌落红色或呈红色的中心，不透明，直径2～3mm。

3）伤寒杆菌：菌落无色，半透明，直径2mm左右。

4）痢疾杆菌：菌落无色，半透明，直径2mm左右。

【注意事项】

观察、描述菌落时要观察和描述菌落的大小、形态、颜色、气味、透明度、表面光滑或粗糙、润湿或干燥、边缘整齐与否等性状。

三、大肠杆菌、伤寒杆菌、痢疾杆菌在双糖含铁培养基中的现象

【实验目的】

认识大肠杆菌、伤寒杆菌、痢疾杆菌在双糖含铁培养基中的培养特征。

【实验原理】

克氏（KIA）双糖铁培养基中含有葡萄糖、乳糖，指示剂为酚红，酚红遇酸会变黄色。本培养基可观察不同细菌对以上两种糖的分解能力。

接种细菌，37℃培养18～24h后，若底层变黄、斜面变红，为分解葡萄糖，不分解乳糖；底层和斜面同时变黄，为同时发酵葡萄糖和乳糖，产酸产气并还可见气泡或裂口现象。若细菌可以分解培养基中的蛋白胨产生H_2S，则H_2S与培养基中的亚铁离子（Fe^{2+}）相结合，产生黑色的硫化亚铁。

【实验材料】

1）菌种：大肠杆菌、伤寒杆菌、痢疾杆菌。

2）克氏双糖铁培养基。

3）接种环（针）、酒精灯等。

【实验方法】

用接种环（针）从SS平板上分别挑取大肠杆菌、伤寒杆菌、痢疾杆菌的单个菌落，接种于克氏双糖铁培养基。

置于培养箱中，37℃培养18～24h后观察和记录结果。

【结果观察】

观察大肠杆菌、伤寒杆菌、痢疾杆菌在双糖含铁培养基上的生长情况，注意各菌的生化反应及动力。

【注意事项】

1）挑取细菌时要挑取单个菌落。

2）观察结果时，注意观察培养基颜色的变化、是否有黑色的沉淀，培养基是否被冲击破裂。

四、肥达反应

【实验目的】

熟悉肥达试验（Widal test）的原理、意义和结果分析。

【实验原理】

人患伤寒或副伤寒后，经过7～10天，血清内出现特异性抗体，此种抗体与伤寒杆菌或副伤寒杆菌结合时，使细菌发生凝集，肥达反应即用已知伤寒沙门菌菌体O抗原，鞭毛H抗原和甲、乙型副伤寒杆菌H抗原（PA、PB）与患者血清作试管或微孔板定量凝集试验，测定受检血清中有无相应抗体及其效价，根据抗体效价的增长情况辅助诊断伤寒和副伤寒。

【实验材料】

可疑伤寒患者血清（1∶10稀释）、伤寒杆菌O抗原、伤寒杆菌H抗原、甲型副伤寒杆菌H抗原、乙型副伤寒杆菌H抗原、生理盐水、小试管、1ml吸管等。

【实验方法】

1）取洁净小试管28支，分为4排，每排7支，标号后排列在试管架上。用吸管吸取生理盐水分别加入各管中，每支0.5ml。

2）用1ml吸管吸取1∶10的患者血清0.5ml，加入第一排第1管内，混匀，吸出0.5ml放入第2管，如此继续稀释到第6管，自第6管吸出0.5ml弃去。此时第1管至第6管的血清稀释倍数为（1∶20)～(1∶640）。第7管不加血清作为对照。

3）同法于第二、第三、第四排试管中将患者血清依次稀释。此时血清稀释倍数为(1∶20)～(1∶640)。

4）加抗原：于第一排试管中加入伤寒杆菌H抗原；第二排加入伤寒杆菌O抗原，第三排加入甲型副伤寒杆菌H抗原，第四排加入乙型副伤寒杆菌H抗原。每管均为0.5ml［此时血清稀释倍数为（1∶40)～(1∶1280)］。

5）轻轻振荡试管架，使其混匀，于37℃温箱过夜，次日取出观察结果。根据凝集强弱分别以＋＋＋＋、＋＋＋、＋＋、＋、－等表示，以出现明显的凝集效价“＋＋”的最高血清稀释度，为该血清的凝集效价（表8）。

表8　肥达试验操作表

项目	1	2	3	4	5	6	7
生理盐水/ml	0.5	0.5	0.5	0.5	0.5	0.5	0.5
患者血清（第一管加1∶10稀释）/ml	0.5	0.5	0.5	0.5	0.5	0.5	弃去0.5
血清稀释度	1∶20	1∶40	1∶80	1∶160	1∶320	1∶640	对照
每排分别加H、O、A、B抗原的菌液/ml	0.5	0.5	0.5	0.5	0.5	0.5	0.5
血清稀释度	1∶40	1∶80	1∶160	1∶320	1∶640	1∶1280	对照

【结果观察】

1. 结果判定

1）先观察生理盐水对照管，对照管无凝集现象时，再依次观察试验管。

2）O菌液凝集呈颗粒状沉于管底，轻摇不易飘起。H菌液凝集呈棉絮状，轻摇即升起，容易摇碎。

3）凝集程度：以“+”多少表示。

++++表示细菌全部凝集。管内液体清澈透明，菌体大片凝集于管底呈伞状。

+++表示细菌大部分凝集。管内液体接近透明，菌体凝集稍小，沉于管底呈伞状。

++表示细菌部分凝集。管内液体半澄清，菌体凝集物细小，仍呈明显的伞状沉淀。

+表示少部分细菌凝集。管内液体较浑浊，管底沉淀物呈圆形，边缘有少部分细菌凝集。

－表示不凝集。管内液体浑浊，管底沉淀物呈圆形，边缘整齐。

4）凝集效价：以出现“++”凝集的血清最高稀释度作为该抗体的凝集效价。

2. 结果报告

按上面所述判定凝集效价的方法，分别报告伤寒杆菌H抗体（TH），伤寒杆菌O抗体（TO），甲、乙型副伤寒杆菌H抗体（PA、PB）的效价，如果第1管无凝集现象应报<1∶40，第6管仍显“++”及以上凝集者就报≥1∶1280（表9）。

表9 肥达试验结果报告

抗原 \ 结果 \ 血清最后稀释度	1∶40	1∶80	1∶160	1∶320	1∶640	1∶1280	盐水对照
伤寒杆菌“H”							
伤寒杆菌“O”							
甲型副伤寒杆菌“H”（PA）							
乙型副伤寒杆菌“H”（PB）							

【注意事项】

1）患者1∶10血清只加到每排的第1孔中，然后进行倍比稀释。

2）倍比稀释过程中，要注意尽量避免出现气泡。

3）倍比稀释只稀释到第6孔，第7孔是对照，不含患者血清。

【思考题】

1）简述伤寒杆菌、志贺菌、大肠埃希菌的主要鉴别要点。

2）从粪便、血清、尿液中分离出大肠埃希菌分别有何意义？

附录

1. 双糖含铁培养基（double sugar iron M.）

（1）成分

下层：蛋白胨　1g

　　　氯化钠　0.5g

葡萄糖　0.2g
琼脂　0.3～0.5g
水　100ml

将上述物质混匀调 pH7.6 后加 1.2%酚红 0.4ml。

上层：蛋白胨　1g
氯化钠　0.5g
乳糖　1g
硫代硫酸钠　0.03g
硫酸亚铁　0.02g
琼脂　1g
水　100ml

（2）制法

1）将下层配好，分装于中号试管（1ml）中，塞好包扎，高压灭菌，使其凝固后备用。

2）制上层时，先将蛋白胨水制好，加入硫酸亚铁、硫代硫酸钠，加热溶解为 pH8.1，再加入酚红分瓶称取琼脂包扎灭菌，趁热加入乳糖，隔水煮沸 30min 或 112℃消毒 15min）。

3）取已制的下层管，每管用无菌法倒入上层液约 1.5ml，斜放置使其成斜面，凝固后备用。

4）标准：无菌试验合格，接种大肠杆菌后下层产酸产气，上层产酸。

（3）原理：上层内的乳糖用以初步鉴别肠道杆菌，致病菌不发酵乳糖而大肠杆菌则能发酵乳糖产酸；硫酸亚铁用以检查细菌分解蛋白质后是否产生硫化氢，如有硫化氢，则与培养基中的硫酸亚铁起化学作用而生成黑色的硫化亚铁，硫代硫酸钠能起到还原作用，以防止硫化氢被氧化而影响结果。

下层为半固体，目的在于观察肠道细菌的动力；其内含葡萄糖用以观察细菌对葡萄糖的分解产酸情况。培养基用酚红指示剂，碱性时呈红色，酸性时呈黄色。

（4）判断结果

1）上层变黄——分解乳糖产酸。

2）上层变黑——产生硫化氢。

3）下层变黄——分解葡萄糖产酸。

4）下层混浊——有动力。

2. 肠道杆菌的分离鉴定

（1）标本：用无菌棉拭子取患者粪便少许（疑为痢疾患者时，应挑取黏液脓血部分），标本应立即送检，分离接种。

（2）检查程序

粪便标本→SS 平板（分离培养）$\xrightarrow[18\sim24h]{37℃}$挑取无色透明小菌落接种

双糖含铁培养基$\xrightarrow[18\sim24h]{37℃}$依生化反应特点取免疫血清→进行玻片凝集试验（初步报告）→进一步进行生化反应及血清试验

3. 沙门菌属的鉴定与分离

（1）生化反应：沙门菌属中除伤寒沙门菌在糖发酵中不产气外，通常在分解葡萄糖、麦芽糖、甘露醇及山梨醇中均产酸产气；不分解乳糖、蔗糖及水杨素；不产生靛基质，不液化明胶；硫化氢反应通常为阳性（表 10）。

表 10 重要沙门菌种的生化反应表

菌名	葡萄糖	乳糖	麦芽糖	甘露醇	蔗糖	靛基质	尿素	硫化氢	阿拉伯胶糖	鼠李糖	蕈糖	木胶糖	肌醇	动力
甲型副伤寒杆菌	⊕	⊖	⊕	⊕	⊖	⊖	⊖	+/⊖	⊕	⊕	⊕	⊖	⊖	+
乙型副伤寒杆菌	⊕	⊖	⊕	⊕	⊖	⊖	⊖	+++	⊕	⊕	⊕	+	+/−	+
鼠伤寒杆菌	⊕	⊖	⊕	⊕	⊖	⊖	⊖	+++	⊕	⊕/⊖	⊕/⊖	⊕/⊖	+/−	+
丙型副伤寒杆菌	⊕	⊖	⊕	⊕	⊖	⊖	⊖	+	⊕	⊕	⊕	⊕	⊖	+
猪霍乱杆菌	⊕	⊖	⊕	⊕	⊖	⊖	⊖	+/−	+/⊖	⊕	⊖	⊕	⊖	+
伤寒杆菌	+	⊖	+	+	⊖	⊖	⊖	+	+/⊖	⊖	+	+/⊖	⊖	+
肠炎杆菌	⊕	⊖	⊕	⊕	⊖	⊖	⊖	+	⊕	⊕	⊕	⊕	⊖	+

注：一或⊖表阴性或没有反应；+表阳性或者产酸不产气；⊕表产酸又产气。

（2）血清学分型鉴定

1）取纯菌培养物，先与 A～E 群沙门菌多价 O 血清进行玻片凝集试验，阳性者认为该菌属于沙门菌属。

2）用沙门菌属各群特有的单位 O 因子血清，进行玻片凝集反应，可判定其属于沙门属何种群。

3）用该群内各菌所特有的 H 因子血清进行玻片凝集反应，可最后判定为何种菌。

4）新分离的伤寒杆菌、丙型副伤寒杆菌菌株，常只与 Vi 血清凝集，而不和 O 血清凝集。

5）与 A～E 群多价 O 血清凝集，而与各个 O 因子血清不凝集的菌株，有时可能属于副大肠杆菌，不仅某些生化反应与沙门菌极为相似，而且带有与沙门菌相同的 O 与 H 抗原（表 11）。

表 11 主要沙门菌抗原结构表

群	菌名	O 抗原	H 抗原	
			第一相	第二相
A	甲型副伤寒杆菌	1、2、12	a	⊖
B	乙型副伤寒杆菌	1、4、5、12	b	1、2
	鼠伤寒杆菌		I	1、2
C	丙型副伤寒杆菌		C	1、5
	猪霍乱杆菌		C	1、5
D	伤寒杆菌		D	—
	肠炎杆菌		g、m	—
E	鸭沙门菌		e、h	1、6

实验九　弧菌、螺杆菌属

一、观察霍乱弧菌的形态及染色法

【实验目的】

(1) 熟悉霍乱弧菌的形态及染色特征。

(2) 了解霍乱弧菌活菌的镜下运动特点。

【实验原理】

霍乱弧菌呈弧状或逗点状，革兰染色阴性，在菌体一端有1根单鞭毛，细菌运动非常活泼。

【实验材料】

1) 霍乱弧菌革兰染色标本片。

2) 霍乱弧菌碱性蛋白胨水培养物（可用水弧菌替代）。

3) 光学显微镜、擦镜纸、香柏油、乙醇、乙醚。

【实验方法】

1) 将标本片置于光学显微镜下观察霍乱弧菌的形态及染色特征。

2) 取霍乱弧菌碱性蛋白胨水培养物进行悬滴标本检查，在显微镜高倍镜下观察活菌动力。

【结果观察】

1) 霍乱弧菌革兰染色标本片观察：革兰染色阴性，菌体稍弯曲，呈弧形或逗点状。用1∶10稀释的苯酚复红染色易着色。

2) 悬滴法观察霍乱弧菌动力：可见细菌具有活泼的动力，呈流星样或穿梭样运动。

二、霍乱弧菌的快速诊断方法

【实验目的】

熟悉霍乱弧菌的快速诊断方法。

【实验原理】

金黄色葡萄球菌细胞壁成分中的A蛋白（staphylococcal protein A，SPA）能与人及多种哺乳动物（猪、兔、羊、鼠等）血清中IgG类抗体的Fc段结合。IgG的Fc段与SPA结合后，两个Fab段暴露在葡萄球菌菌体表面，仍保持其抗体活性和特异性，当其与特异性抗原相遇时，也出现特异凝集现象。在本凝集反应中，金黄色葡萄球菌菌体成了IgG抗体的载体，称为协同凝集反应。

【实验材料】

霍乱弧菌、霍乱弧菌碱性蛋白胨水培养基、霍乱弧菌荧光抗体、霍乱弧菌“O”多价诊断血清、10%金黄色葡萄球菌（含 SPA）菌悬液、PBS 洗涤液、生理盐水、患者的“米泔水”样粪便标本（或霍乱弧菌碱性蛋白胨水增菌培养物）、兔血清/载玻片、荧光显微镜、恒温培养箱。

【实验方法】

1. 荧光菌球法

1）取霍乱弧菌接种于含一定量霍乱弧菌荧光抗体的碱性蛋白胨水培养基中，置于 37℃恒温箱内培养 6～8h。

2）取培养物 1 滴置于洁净载玻片上，盖上盖玻片后置荧光显微镜下用低倍镜观察。镜下可见大而发亮、结构疏松、边缘不规则似卷发状的荧光菌球。

2. 协同凝集试验

1）取 1ml 的 10%金黄色葡萄球菌（含 SPA）菌悬液，加入 0.1ml 霍乱弧菌“O”多价诊断血清，混合均匀。置于 37℃恒温培养箱孵育 30min（注意经常摇动）；3000r/min 离心 20min，吸弃上清；用 PBS 洗涤沉淀菌 2 次（每次洗涤后均离心），然后配制成 1%特异性 IgG-SPA 试剂（放入 4℃冰箱内保存，可使用 1 周）。按相同方法用正常家兔血清与金黄色葡萄球菌制备 SPA 对照试剂。

2）将上述特异性 IgG-SPA 试剂、正常兔血清-SPA 对照试剂和生理盐水分别滴于 3 张干净的玻片上，直接取患者的“米泔水”样粪便标本或取霍乱弧菌碱性蛋白胨水增菌液标本与 SPA 试剂充分混合均匀。特异性 IgG-SPA 试剂与待检标本混合后，在 2min 以内出现肉眼可见的细菌凝集物，液体澄清者为阳性；正常兔血清-SPA 对照试剂加标本及生理盐水对照应无凝集现象发生。

三、试管凝集试验鉴定霍乱弧菌

【实验目的】

熟悉用试管凝集试验鉴定霍乱弧菌。

【实验原理】

颗粒抗原与其相应的抗体混合时，抗原抗体发生反应，凝集成为大小不等的肉眼可见的凝集块，称为凝集反应。凝集试验可以进行定性检测，也可进行半定量检测：将抗体进行一系列倍比稀释后与颗粒型抗原进行反应，以出现阳性反应的最高稀释度作为抗体的滴度。

【实验材料】

待检菌液：先经过 100℃加热 2h 后，稀释为 10 亿菌/ml；生理盐水、霍乱菌“O”多价诊断血清；吸管、小试管等。

【实验方法】

1）将霍乱弧菌“O”多价诊断血清用生理盐水自 1∶5 开始作倍比稀释原效价。每管 0.5ml，最后一管加入 0.5ml 生理盐水，作为对照。

2）于各管内加入待检菌菌液 0.5ml，摇匀。置于 37℃水浴箱内 3～4h 或 52℃水浴箱内

2h后，观察初步结果。再置室温过夜后，观察最后结果。

【结果观察】

以出现“++”凝集的血清最高稀释倍数作为凝集效价。凝集效价达到或超过血清原效价一半者即具有诊断意义。

四、幽门螺杆菌的形态及菌落特点

【实验目的】

了解幽门螺杆菌的形态、染色和菌落特点。

了解幽门螺杆菌的分离培养与鉴定方法。

【实验材料】

幽门螺杆菌（HP）（或该菌感染的新鲜胃黏膜活检标本）、布氏活性炭培养基、革兰染液、厌氧培养箱、无菌镊子、接种环、酒精灯、无菌棉签、无菌盐水。

【实验方法】

1. 形态观察

1）革兰染色显微镜下检查：取HP或活检组织糊状液均匀涂片进行革兰染色。

2）悬滴法检查动力：取1环组织糊状液或HP与生理盐水混合，制成悬滴压片镜检，在显微镜高倍镜下观察活菌动力。

2. 菌落观察

1）将HP或活检组织糊状液划线接种于布氏活性炭培养基。

2）将已接种完成的培养基立即置于厌氧培养箱中进行微需氧培养，经37℃培养3～5天。

【结果观察】

1）革兰染色镜下观察HP形态与染色性：幽门螺杆菌呈革兰阴性，S形、弧形或海鸥状，散在或成簇排列。

2）悬滴法检查动力：呈穿梭样运动。

3）菌落观察：可见圆形、扁平、湿润、半透明、灰白色的微小菌落，菌落周围形成狭窄β溶血环。

【思考题】

1）简述霍乱弧菌的形态及培养特点。

2）如何进行霍乱弧菌的快速诊断？

3）如何对幽门螺杆菌进行微生物学鉴定？

实验十　白喉杆菌、分枝杆菌

一、白喉杆菌的形态和染色特点

白喉棒状杆菌（*Corynebacterium diphtheriae*）是人类白喉的病原体。白喉是一种急性传染病，常见于儿童，因患者咽喉部出现灰白色假膜而得名。该菌在患者咽喉部繁殖并分泌外毒素入血引起局部和全身中毒症状。如不及时治疗可导致死亡，因此早期快速诊断对于本病的治疗、预后及防止传播都具有重要意义。

白喉棒状杆菌具有明显的形态学特征：细长微弯，一端或两端膨大呈棒状，常排列成“V”形、“L”形或栅栏状，G^{+}菌菌体着色不均，用异染颗粒染色法（如奈瑟染色法）染色可见明显的异染颗粒。取患者咽喉部假膜进行涂片，用革兰染色、亚甲蓝染色或异染颗粒染色法染色镜检，如发现有上述典型形态学特征者即进行初步诊断，进一步可用毒力试验鉴定产毒白喉棒状杆菌。

【实验目的】

掌握白喉杆菌的形态、染色特点。

熟悉白喉杆菌的培养特点及其毒力试验方法。

【实验原理】

白喉棒状杆菌在吕氏培养基上生长迅速，菌体形态典型，异染颗粒明显，呈现灰白色、湿润光滑的小菌落。在含有 0.3～0.4g/L 亚碲酸钾血琼脂平板上生长时，可使亚碲酸钾还原为元素碲，使菌落呈黑色。

【实验材料】

白喉棒状杆菌吕氏血清斜面 18h 培养物、亚碲酸钾血平板白喉棒状杆菌培养物、亚甲蓝染色液、奈瑟染色液。

【实验方法】

1）观察白喉棒状杆菌在吕氏血清斜面上的生长情况及在亚碲硫酸钾血平板上的菌落特征。

2）取 3 张玻片，用吕氏血清斜面白喉棒状杆菌培养物分别在 3 张玻片上进行涂片，自然干燥，火焰固定后，分别用亚甲蓝染色法、奈瑟染色法染色，待干镜检（油镜），绘图。

3）亚甲蓝染色法：滴加亚甲蓝染色液 1～2 滴于固定的涂片标本，染色 1min，水冲洗。

4）奈瑟染色法：涂片加热固定后，以甲液染色 3min，水洗；再以乙液染色 1min，水洗。

【结果观察】

1）分别观察白喉棒状杆菌在吕氏血清斜面、亚碲酸钾血平板上生长的菌落特征。

2）镜下形态观察：用亚甲蓝染色法时，菌体着色不均匀，常呈现深染颗粒；奈瑟染色时，可见菌体中被染成黑色的异染颗粒，菌体呈黄褐色。

【注意事项】

1）白喉棒状杆菌在吕氏血清斜面上的生长菌落较小，颜色与培养基颜色接近，要注意观察。

2）染色时要严格控制时间。

二、分枝杆菌的形态和染色特点

【实验目的】

掌握结核杆菌、麻风杆菌的形态和染色特点。

【实验原理】

分枝杆菌（mycobacteria）为一类细长杆菌，有分枝生长趋势，因一般染色不易着色，需加温或延长染色时间，着色后能对抗盐酸乙醇的脱色作用，故又称抗酸杆菌，专性需氧，生长缓慢，主要致病菌为结核杆菌和麻风杆菌。

本实验主要掌握抗酸染色法，了解结核杆菌的培养特点。

【实验材料】

1）结核杆菌、麻风杆菌抗酸染色示教片。

2）光学显微镜、香柏油、擦镜纸、乙醇、乙醚。

【实验方法】

油镜观察结核杆菌、麻风杆菌抗酸染色示教片。

【结果观察】

结核杆菌、麻风杆菌为抗酸染色阳性细菌，呈红色，背景物质为蓝色。

【注意事项】

油镜观察时应仔细查找。

三、结核患者痰液抗酸染色检查法

【实验目的】

掌握结核分枝杆菌抗酸染色法的具体操作步骤及结果判断标准。

【实验原理】

齐-尼染色法（Ziehl-Neelsen technique）是常用的一种抗酸染色法，抗酸菌（尤其是其中的分枝杆菌）因细胞壁中含有大量脂质，通常难以着色，经苯酚复红着色后，在一定时间内又不被3%的盐酸乙醇脱色，而非抗酸菌经苯酚复红着色后可被3%的盐酸乙醇脱色，脱色后的非抗酸菌又可被碱性亚甲蓝复染成为蓝色，因此，齐-尼抗酸染色法的结果是抗酸染色阳性细菌呈红色，背景呈蓝色。

【实验材料】

结核患者的痰标本、抗酸染色液、载玻片、玻片夹、酒精灯、记号笔。

【实验方法】

1．痰标本的采集

肺结核可疑症状者应送检3份痰标本：夜间痰（为送痰前一天夜间咳出的痰液）、清晨痰（为清晨咳出的痰液）和即时痰（为患者就诊时咳出的痰液）。如无夜间痰，在留取清晨痰后 2～3h 再留取一份痰标本，或在送检时，留取两份即时痰。

2. 抗酸染色方法

1）涂片标本的制作。取结核病患者标本（高压灭菌 15min 后再检测）做成厚涂片（在灼烧接种环时为防止痰中细菌溅出，可先将接种环在内焰烧干，然后再于外焰中灭菌）。自然干燥，经火焰固定后进行抗酸染色。

2）将涂片平放在染架上，滴加苯酚复红液（须稍多）。

3）用酒精灯在玻片下加温，至微有蒸汽冒出时，移去酒精灯，至蒸汽减少时再加温，如此持续 3～5min（注意不可将染液煮沸或煮干），用水清洗。

4）以 3%盐酸乙醇充分脱色，随即用水冲洗。

5）再用吕氏亚甲蓝染色 1min，用水冲洗，待干，用油镜观察。

【结果观察】

油镜镜检，抗酸阳性细菌（如结核杆菌）呈红色，其他细菌及背景物质均为蓝色。

按下列标准报告镜检结果。

抗酸杆菌阴性（－）：连续观察 300 个不同视野，未发现结核杆菌。

抗酸杆菌阳性（±）：1～2 条/300 个视野。

抗酸杆菌阳性（＋）：3～9 条/100 个视野。

抗酸杆菌阳性（＋＋）：1～9 条/10 个视野。

抗酸杆菌阳性（＋＋＋）：1～9 条/1 个视野。

抗酸杆菌阳性（＋＋＋＋）：≥10 条/1 个视野。

阴性结果应该观察不少于 300 个视野，抗酸杆菌阳性（＋）以上的阳性结果应该观察 100 个视野。

【注意事项】

痰涂片抗酸染色检查可能会出现假阳性或假阴性，要通过一系列质量控制措施加以预防。

1）假阳性的预防：①涂片时应使用新的载玻片和竹签，避免重复使用；②染色时玻片应该彼此隔开，严禁使用染色缸将玻片放在一起染色；③加热染色过程中勿使玻片上的染液干燥；④所有染液均经过过滤；⑤镜检时应避免物镜镜头或滴管口接触玻片痰模。

2）假阴性的预防：①确认标本是痰而非唾液，且每份标本至少有 3ml；应选择脓样、干酪样或黏液分泌物；②镜检时必须阅读规定要求的视野数；③可用已知阳性的玻片作为对照，与其他标本一起完成染色镜检的全过程。

3）另外要注意：涂片时要注意涂抹均匀，不宜过厚或过薄，应选择脓样、干酪样或黏液分泌物；染色时必须严格按照操作程序进行，要注意控制染色时间；废弃标本需要经高压蒸汽灭菌后方能丢弃或清洗。

【思考题】

1）白喉患者微生物检查有何重要意义？初步诊断的依据是什么？

2）分枝杆菌形态、染色性及培养有何特点？

3）对肺结核可疑患者痰标本进行直接涂片检查时未发现抗酸杆菌，能否排除结合杆菌感染？还应进行哪些微生物学检查？

实验十一　厌氧性细菌、需氧芽孢杆菌

厌氧性细菌（anaerobic bacteria）种类多，有 30 多个属。梭状芽孢杆菌常引起创伤性感染，以破伤风杆菌、产气荚膜杆菌多见。无芽孢厌氧菌多数寄居于人体内，属于正常菌群，常引起内源性感染，以革兰阴性杆菌（如脆弱类杆菌）多见。

一、厌氧性细菌的形态、染色性

【实验目的】

熟悉厌氧细菌的形态染色特点。

【实验材料】

1）标本：破伤风杆菌、产气荚膜梭菌、肉毒梭菌革兰染色标本片。

2）光学显微镜、香柏油、擦镜纸、乙醇、乙醚。

【实验方法】

将标本片置于光学显微镜下观察各菌形态及染色特征。

【结果观察】

1. 破伤风梭菌形态特点

菌体细长呈杆状，芽孢正圆形，宽于菌体，位于菌体顶端，使整个菌体似火柴梗或鼓槌状。革兰染色阳性，但在陈旧培养物或芽孢形成后，革兰染色呈阴性。

2. 产气荚膜梭菌形态特点

菌体短粗呈杆状，多散在或成双排列，革兰染色阳性。在机体内可形成明显的荚膜。在无糖培养基中能形成芽孢，芽孢呈椭圆形，位于菌体的中央，窄于菌体。

3. 肉毒梭菌形态特点

为革兰染色阳性粗短杆菌，芽孢呈椭圆形，宽于菌体，位于菌体的次极端，使整个菌体似网球拍状。

【注意事项】

观察示教时不要移动视野和调节显微镜的大螺旋，若感觉图像模糊可以轻微调节小螺旋。

二、破伤风杆菌的生长特点

【实验目的】

熟悉重要厌氧菌的培养特征和在血平板培养基中的菌落特点。

【实验材料】

破伤风杆菌在庖肉基培养物、血琼脂平板中的 18～24h 培养物。

【实验方法】

观察破伤风杆菌在庖肉培养基中的生长特点和血平板上的菌落特点。

【结果观察】

1）破伤风杆菌在庖肉培养基上的培养特征：培养基浑浊，肉渣部分被消化微变黑，有少量气体，有腐败性恶臭。

2）破伤风杆菌在血平板上的培养特征：呈不规则形圆形菌落，中心致密，周边疏松，似羽毛，易迁徙，有β溶血环。

【注意事项】

观察、描述菌落时要观察和描述菌落的大小、形状、颜色、透明度、表面光滑或粗糙、湿润或干燥、边缘整齐与否等性状。

三、破伤风抗毒素中和试验

【实验目的】

了解破伤风杆菌动物实验的方法。

【实验原理】

破伤风杆菌能释放强烈的外毒素，包括破伤风痉挛毒素和破伤风溶血素。破伤风痉挛毒素是一种神经毒素，毒性极强，对脑干神经细胞和脊髓前角细胞有高度亲和力，能阻止抑制性神经介质的释放，导致骨骼肌强烈痉挛而致病。抗毒素是用细菌外毒素或类毒素免疫动物制备的免疫血清，具有中和外毒素毒性的作用。

【实验材料】

破伤风杆菌培养物和滤液、破伤风抗毒素、小白鼠、无菌注射器。

【实验方法】

1）将破伤风抗毒素 0.2ml（内含 100～200 单位）注射于小鼠腹腔，经过 1h 后，再于小白鼠腿肌肉注入适当稀释的破伤风杆菌培养物滤液（内含外毒素）0.1ml。

2）取另一只未注射抗毒素的小鼠，将同量的破伤风杆菌培养物滤液注射于后腿肌肉内。以上两只小鼠做好标记。

3）第二天观察结果。

【结果观察】

未经注射抗毒素的小白鼠，可见注射外毒素一侧的下肢和尾巴首先强直，并逐渐延及另一侧至全身，1～2 天后死亡，而预先注射抗毒素的小白鼠则不发病。

【注意事项】

及时观察小白鼠的反应，注意观察小白鼠的肌肉痉挛情况。

【思考题】

1）破伤风杆菌在庖肉培养基中的生长特点和血平板上的菌落特点。

2）为什么破伤风抗毒素中和试验中预先注射抗毒素的小白鼠则不发病？

四、需氧芽孢杆菌的形态特征

【实验目的】

认识需氧芽孢杆菌（aerobic spore forming bacillus）中炭疽杆菌的形态特征。

【实验材料】

炭疽杆菌的革兰染色示教片。

【实验方法】

油镜观察炭疽杆菌的革兰染色示教片。

【结果观察】

观察油镜下炭疽杆菌的革兰染色形态特点，可见革兰阳性大杆菌，两端截平，呈竹节状长链排列；芽孢呈椭圆形，位于菌体中央，不使菌体膨大。

【注意事项】

注意菌形、排列及芽孢位置。

附录　厌氧菌的实验诊断方法

（1）标本的采集和运送：标本的采集和运送是厌氧菌培养的关键，必须注意两点：①标本绝对不能被正常菌群所污染；②采集时尽量避免接触空气。例如，用无菌针筒抽取标本后，排出多余空气，针尖插入无菌橡皮塞中，隔绝空气，送检。

（2）分离培养过程

标本 {
- 肉眼观察、涂片镜检
- 接种血平板、厌氧培养→确定厌氧菌→同时进行→ { 厌氧培养 / 有氧培养 } →

{
- 均有生长→兼性厌氧菌
- 不能生长→专性厌氧菌→鉴定、药敏等试验

在分离培养接种前肉眼观察、染色镜检很重要，对标本中可能有的细菌作出初步估计，便于选择合适的培养基，也可提早通知临床，指导用药。一般，标本发臭，镜检发现染色不均，形态怪异者常是有厌氧菌的表现。

（3）培养装置：培养厌氧菌必须有一个可以密闭的容器，并用物理或化学方法去除容器中和培养基中的氧气，厌氧菌才能生长。常用的有厌氧罐、厌氧袋、旋转管和手套箱等。其中厌氧袋简便易行，现作简单介绍。

1）将接种好的血平板及产气管、指示剂、催化剂一起放入塑料袋内，并用大铁夹将塑料袋平紧密封，以防漏气（图 25）。

2）将产气管内的安瓿自尖端弄破，随后即有 CO_2 和 H_2 产生，反应式如下。

$$C_6H_6O_7 + 3NaHCO_3 \rightarrow Na(C_6H_3O_7) + 3H_2O + 3CO_2$$

$$NaBH_4 + 2H_2O \rightarrow NaBO_2 + 4H_2$$

催化剂（钯）可催化 H_2 和袋内的 O_2 生成 H_2O 以耗尽袋内的 O_2，因而造成厌氧环境。

3）产气管弄破 0.5h 后，将指示剂安瓿弄破，不变色，指示袋内为厌氧环境。

4）将上述厌氧装置置于 37℃温箱培养。

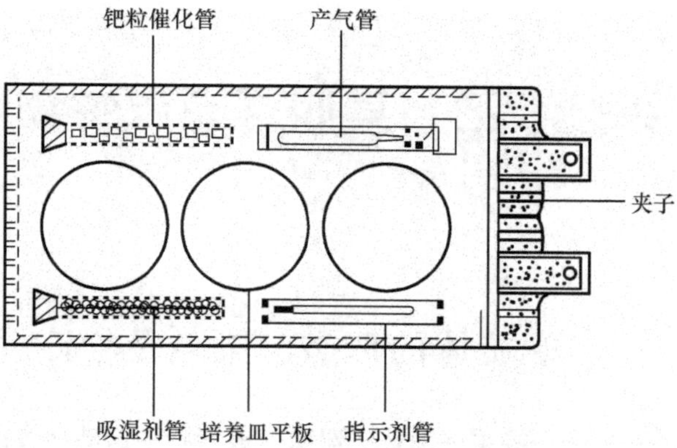

图 25　厌氧菌简易培养袋

(4) 厌氧菌的其他诊断方法

1) 厌氧菌培养需特殊装置，操作要求严格，已有应用荧光抗体及酶标方法用于厌氧菌的快速诊断，也可应用气相色谱法通过对细菌成分及代谢产物进行色谱分析从而对厌氧菌进行鉴定。

2) 指示剂：安瓿内装 1ml 含 0.002%亚甲蓝和 10%碱性葡萄糖溶液，如指示剂为无色，表示袋内无氧气。如转为蓝色，表明有氧渗入。

3) 亚甲蓝在氧分压 5.06kPa（0.05 大气压）以上呈蓝色，在氧分压 5.06kPa 以下无色。

实验十二 其他病原微生物

一、螺旋体的形态、染色及检测

螺旋体（spirochaeta）是一群柔软细长、弯曲呈螺旋状、运动活泼的单细胞原核细胞型微生物，对人有致病性的主要有钩端螺旋体、梅毒螺旋体等。

（一）钩端螺旋体的活体标本检查——暗视野显微检查法

【实验目的】

熟悉钩端螺旋体的形态特征。

熟悉钩端螺旋体的暗视野检查法。

【实验原理】

暗视野显微镜是在普通显微镜上，安装一个特制的集光器——暗视野集光器，使光线自周围斜入视野中，由于无直线光进入视野，因此从接目镜往下看时，视野背景是黑色的。在检查标本时，因标本中有微粒（微生物），光线通过时发生折射而发光，可在视野中显出。观察细菌的动力或活的螺旋体时，此法最为适宜。其反射光线如图 26 所示。

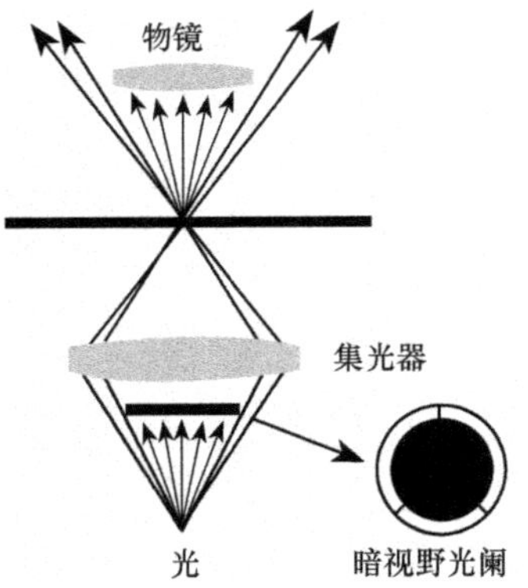

图 26 暗视野显微镜的原理

【实验材料】

钩端螺旋体培养物、载玻片、盖玻片、暗视野显微镜。

【实验方法】

将钩端螺旋体培养液置于载玻片上，加上盖玻片，如需长时间检查，应用凡士林将盖玻片周围封固，以防液体蒸发。

于显微镜上装置暗视野集光器，调节集光器的高度，转动反光镜，使来自射灯的光线投入集光器中，于集光器上先加 1 滴镜油，然后将标本放在其上，慎勿产生气泡，以减少光线的分散与折射。此时可用高倍镜检查，如用油镜检查时，则还应在油镜与盖玻片中间再加入镜油。

【结果观察】

在黑色的视野中，看到有发亮、形态为一端或两端弯曲呈钩状、运动活泼的钩端螺旋体。

【思考题】

试述钩端螺旋体的致病性。

（二）螺旋体的镀银染色法

【实验目的】

熟悉钩端螺旋体的形态特征。

熟悉螺旋体的镀银染色检查法。

【实验原理】

钩端螺旋体钩体大小长为6～20μm，宽为0.1～0.2μm，其螺旋盘绕细致、规则而紧密，一端或两端弯曲呈钩状，常呈“C”、“S”或“8”字形。暗视野显微镜下可见钩体像一串发亮的细胞粒，运动活泼，革兰染色阴性，不易着色。常用Fontana镀银染色，将其染成棕褐色。

【实验材料】

钩端螺旋体培养物、固定液、媒染液、银液、玻片、酒精灯。

【实验方法】

1）取玻片1张，放生理盐水2或3环，取钩端螺旋体1环，混匀作成涂片，于空气中待其自然干燥（不可用火固定）。

2）滴加固定液于已干燥标本上经1～2min后，用水冲洗。

3）滴加媒染剂并加热至冒蒸汽，作用0.5min，用水冲洗。

4）滴加硝酸银溶液，加热至冒蒸汽，作用0.5min，用水冲洗。待干后用油镜检查，可见螺旋体被染成棕褐色至黑色。

【结果观察】

镀银染色后可见螺旋体呈棕褐色，钩体纤细，螺旋体致密而规则，一端或两端弯曲呈钩状。

【注意事项】

注意把握操作的时间，观察时注意螺旋体的形状与数目。

【思考题】

为什么螺旋体常用暗视野的方法来检查？

（三）梅毒血清学试验

【实验目的】

了解梅毒血清学反应——不加热血清反应素试验。

【实验原理】

不加热血清反应素试验为检验梅毒血清学试验（unheated serum regain test，USR），用于检测血清中的反应素，以帮助诊断和观察疗效。本试验所用的USR抗原为牛心磷脂、卵磷脂和胆固醇，三者均为脂溶性，溶于乙醇，在水中形成胶体微粒，此微粒与血清反应素结合，通过振摇，颗粒相互黏附而出现沉淀。测定血清中抗心磷脂抗体，亦称反应素。

【实验材料】

USR试剂（主要包括以纯化的心磷脂、卵磷脂、胆固醇配制的VDRL抗原）、反应板、滴管、专用针头［校正（45±1）滴=1ml］、反应标准图、梅毒阳性血清对照。

【实验方法】

1）吸取待检血清（不需灭活补体），加入 0.05ml 并扩散在玻片圆圈中。

2）用专用针头滴管，吸取 USR 试剂，于上述血清中垂直滴注 1 滴抗原。

3）按每分钟约 180 次用手式机械摇动玻片 4min，在 3min 内置于油镜下观察结果。

【结果观察】

阳性反应（＋＋＋—＋＋＋＋）：可见中等至大的凝块，液体清亮。

弱阳性反应（＋—＋＋）；可见小的颗粒聚集物。

可疑反应（±）：可见细小粗糙物，分布不规则。

阴性反应（—）：抗原颗粒均匀分布，无块状物。

【注意事项】

1）USR 试验最好在 23～29℃进行，这是因为气温的高低可影响反应的强弱。

2）USR 试验敏感性高而特异性较低，且易发生生物学假阳性，故应结合临床综合判断。

二、支原体的形态学观察

【实验目的】

了解支原体的形态特征。

【实验原理】

支原体（mycoplasma）是一类缺乏细胞壁、呈高度多样性、能通过滤菌器、能在无生命培养基生长繁殖的最小原核细胞型微生物。

支原体分布广泛，存在于人体、植物、动物、组织培养物，以及土壤、污水等中。支原体没有细胞壁，归属于柔膜体纲、支原体目、支原体科，下分 4 个属。从人体中分离出来的支原体有 16 个菌种，其中对人类致病的主要是肺炎支原体（*M. pneumoniae*）和解脲脲原体（*U. urealyticum*）。

支原体体积微小，大小一般为 0.3～0.5μm，可通过滤菌器。因为无细胞壁，不能维持菌体的固有形态，所以形态上呈高度多样性，有球形、杆形、丝状和分枝状等。革兰染色阴性，但不易着色。常以吉姆萨染色为佳，将其染成淡紫色。

【实验材料】

解脲脲原体电镜照片、电子显微镜。

【实验方法】

观察解脲脲原体电镜照片。

【结果观察】

观察解脲脲原体的形态特征。

三、立克次体的形态学观察

【实验目的】

了解立克次体的形态特征。

【实验原理】

立克次体是一类严格细胞内寄生的原核细胞型微生物，与节肢动物关系密切，是引起斑疹伤寒、恙虫病、Q热等传染病的病原体。立克次体的共同特点：①多引起自然疫源性疾病；②与节肢动物关系密切，以其作为传播媒介或储存宿主；③大小介于细菌和病毒之间；④多形态性，主要为球杆状；⑤专性细胞内寄生。

立克次体呈球杆状或呈多形态性，大小介于细菌与病毒之间，革兰染色阴性，但不易着色。常用吉姆萨及Gimenez法染色。用Gimenez法立克次体被染成红色，用吉姆萨法立克次体被染成紫蓝色。立克次体在感染细胞内可呈单个、成双或聚集成团排列。在宿主细胞内，不同立克次体的寄居部位不同。立克次体的结构及化学组成与革兰阴性菌相似。

【实验材料】

1）恙虫病立克次体（吉姆萨染色）玻片标本。

2）普通光学显微镜、香柏油、擦镜纸、乙醇、乙醚。

【实验方法】

显微镜下观察恙虫病立克次体的形态特征。

【结果观察】

可观察到细胞核旁成对排列被染成紫蓝色的恙虫病立克次体。

【注意事项】

观察示教时不要移动视野和调节显微镜的大螺旋，若感觉图像模糊可以轻微调节小螺旋。

四、衣原体的形态学观察

【实验目的】

掌握衣原体的形态特征。

【实验原理】

衣原体（chlamydiae）是一类严格细胞内寄生、能通过细菌滤器、并具有独特发育周期的原核细胞型微生物。

衣原体的共同特性：①革兰阴性，圆形或椭圆形；②严格细胞内寄生，有独特的发育周期，以二分裂方式繁殖；③有细胞壁，但无肽聚糖，只含微量胞壁酸；④有核糖体和独立的酶系统；⑤含有DNA和RNA两种核酸；⑥对多种抗生素敏感。

在普通光学显微镜下观察衣原体可见两种大小、形态各异的颗粒，一种为大而疏松的颗粒，称为网状体；一种小而致密的颗粒称为原体。网状体亦称为始体，以二分裂方式繁殖，为繁殖型，无感染性，Macchiavello染色呈蓝色。原体具有强感染性，吉姆萨染色呈紫色，Macchiavello染色呈红色。

【实验材料】

1）沙眼衣原体的包涵体照片。

2）光学显微镜、擦镜纸、香柏油、乙醇、乙醚。

【结果观察】

可观察到沙眼衣原体的包涵体的形态特征。

实验十三　真　　菌

真菌（fungi）由单细胞或多细胞组成，为真核细胞型微生物，对人致病的病原性真菌主要包括浅部真菌和深部真菌。

一、真菌的小培养及形态观察

【实验目的】

熟悉真菌的形态与结构。

【实验原理】

大多数真菌对营养要求不高。小培养法可以在显微镜下直接观察，避免取样时破坏菌丝体和孢子的形态，可以随时观察真菌的生长形态（如大分子孢子、小分子孢子等），还可以随时观察真菌生长发育的情况，有利于菌种的鉴定。

【实验材料】

小瓷片、盖玻片、蛋白甘油混合液、凡士林、沙氏培养基、针头、平皿。

【实验方法】

1）小瓷片的准备：取特制的中央有四方形空洞的小瓷片，于方形洞两面的周围边涂上鸡蛋清甘油混合液，各粘上 1 块盖玻片，做成小培养室。另用棉花塞紧瓷片边缘的小圆孔，用纸包好小瓷片，高压蒸汽灭菌备用。

2）取上述已灭菌的小瓷片，用凡士林封闭盖玻片的四周，以带针头的注射器吸取已熔化的沙氏琼脂，自其边缘圆孔注入，以充满四方空间的一半为度。

3）待琼脂凝固后，用接种针挑取真菌材料，从小孔处种入培养基内，接种完毕，塞回棉花，并用胶布封闭圆孔。

4）置小瓷片于有潮湿滤纸的平皿内，在 22～28℃室温中培养，用高倍镜观察其生长情况。

【结果观察】

动态观察生长过程。

【注意事项】

注意观察菌丝孢子特征，根据菌丝和孢子的特点鉴别真菌的类别。

二、真菌菌落形态

【实验目的】

熟悉常见病原性真菌的菌落特征。

【实验原理】

不同真菌在培养基上的生长特点不同，可用于真菌的鉴定。

【实验材料】

新生隐球菌、白色念珠菌、皮肤丝状菌在沙氏琼脂斜面上的培养物。

【实验方法】

观察菌落的特征。

【结果观察】

1）酵母型菌落（新生隐球菌斜面）：圆形、较大、白色、表面光滑湿润、无菌丝侵入培养基内，类似一般细菌菌落。

2）类酵母型菌落（白色念珠菌斜面）：与酵母型相似，但生成的假菌丝侵入培养基内。

3）丝状菌落（皮肤丝状菌斜面）：菌落表面大部分都有气生菌丝，呈绒毛状、粉状、棉花样等，色泽多样，菌落底部有营养菌丝侵入培养基内。

【思考题】

真菌的分离培养方法与细菌的分离培养方法有何不同？

三、墨汁染色检查法

【实验目的】

掌握墨汁压片负染色法的操作方法。

【实验材料】

患者脑脊液、墨汁、载玻片、盖玻片、光学显微镜。

【实验方法】

1）取精墨汁（书写用优质墨汁滤过液 2 或 3 次即可）1 滴于载玻片上。

2）加入 1 滴新生隐球菌感染患者脑脊液，与墨汁搅匀。

3）用镊子盖好盖玻片，低倍镜下观察。

【结果观察】

本菌为圆形或卵圆形菌体，可见有芽生孢子，菌体外有厚的荚膜。菌体透亮，背景为墨色。

【注意事项】

掌握好墨汁浓度，过浓则不易观察。

实验十四 病 毒

一、病毒的分离培养技术

（一）小白鼠脑内接种法

【实验目的】

了解病毒的动物接种技术。

【实验原理】

动物接种是分离病毒较早应用的方法，分离病毒常用的动物有大白鼠、小白鼠、家兔、豚鼠及猴子等。接种时要根据病毒对动物及组织细胞的亲嗜性而选择特定的部位，如脑内、鼻腔、腹腔、皮内、皮下等。用动物分离病毒应注意动物本身所携带病毒被分离出来的可能性。

【实验材料】

脑炎病毒（小白鼠脑脊髓炎）悬液：感染病毒的脑组织先用无菌生理盐水洗去血液，再加 100％脱脂奶水研磨成 10ml 悬液，然后 3000r/min 离心 30min，吸取上清液供接种用。小白鼠为 3 周龄，体重 6～8g；纱布、棉签、注射器、碘酒、消毒液等。

【实验方法】

1）用 1ml 注射器抽取脑炎病毒悬液 0.1ml，去除气泡。

2）取小白鼠固定，用碘酒消毒小白鼠的右颞部皮毛。

3）注射器在小白鼠眼和耳根连线的中点略偏耳朵的方向进入颅腔，进针 2～3mm，进针不要太深，注射量为 0.02～0.03ml。

4）消毒局部注射部位，隔离饲养，逐日观察小白鼠的情况。

【结果观察】

小白鼠一般在 3～4 天开始发病，食欲减退、活动迟钝、痉挛、震颤，最后麻痹瘫痪而死亡。

【注意事项】

1）实验动物的选择：要对研究的病毒易感；实验前要健康。

2）实验完毕后对感染的动物尸体和传染性强的标本要进行高压灭菌或立即焚烧，以防病毒扩散和传播。

（二）鸡胚尿囊腔接种法

主要用于腮腺炎病毒、流感病毒、新城鸡瘟病毒等的传代。这些病毒能在尿囊膜细胞内增殖，并将增殖的病毒释放到尿囊液中，这一方法也可用于制备疫苗和抗原。

【实验目的】

熟悉流感病毒的尿囊腔接种法和尿囊液的收获方法。

【实验原理】

鸡胚培养为常用的病毒培养法之一，目前主要用于黏病毒、痘类病毒、疱疹病毒的分离、鉴定，制备抗原和疫苗的生产等。病毒的鸡胚培养法主要有4种接种途径，即羊膜腔、尿囊腔、绒毛尿囊膜和卵黄囊，不同的病毒应选择各自适宜的接种途径，并根据接种途径确定鸡胚的孵育日龄。

【实验材料】

流感病毒（10^{-8}稀释）悬液，9～11日龄鸡胚、灭菌1ml注射器、7号针头、碘酒和酒精棉球、胶布、蛋钻、检卵灯、蛋座、镊子等。

【实验方法】

1）选9～11日龄鸡胚，照检后划出气室边缘和胚胎位置，在气室边缘上2～3mm无大血管处作一标记，消毒标记处，用蛋钻钻一小孔。

2）用灭菌1ml注射器由小孔刺入0.5～1cm后注射流感病毒液0.1～0.2ml，用乙醇溶液消毒过的胶布封口，35℃孵育72h。

3）每日在灯下检视鸡胚情况，若鸡胚在接种后24h内死亡，则应弃去。

4）孵育72h后取出，放于4℃冰箱过夜，使鸡胚内血液凝固，次日取出鸡胚，收获尿囊液。

5）收获时，碘酒消毒气室部卵壳，用无菌剪刀击破气室端卵壳，将卵壳剥去，撕去卵膜，然后用无菌手术刀柄从胚胎背部轻轻下压（切勿压破卵黄囊），再用无菌吸管刺破尿囊，吸取尿囊液，直至吸尽为止。每胚可得5～7ml，置于无菌小瓶内低温保存，留作血凝试验、病毒鉴定或进行传代培养。同时应滴2滴尿囊液于无菌肉汤中进行无菌试验。

【思考题】

1）病毒与细菌的检查方法有何不同？

2）为什么一种病毒的培养方法不能适用于所有病毒？

二、乙型肝炎病毒抗原和抗体检测

（一）快速ELISA检测HBsAg

本法应用双抗体夹心法。其原理、材料、方法、结果判断详见酶联免疫吸附试验。

（二）快速ELISA检测抗-HBs

【实验目的】

熟悉快速ELISA检测抗-HBs的方法和原理。

【实验原理】

用HBsAg包被微量反应板，加入被检血清标本，再加入酶标HBsAg，最后加入底物显色，用以检测血清中是否有抗-HBs。

【实验材料】

微孔反应条（包被用HbsAg）、酶联试剂（酶标记的HbsAg）、HBsAg阳性对照、HBsAg阴性对照、洗涤液（使用时用蒸馏水20倍稀释）、显色系统（显色剂A、B——酶作用底物）、终止液（2mol/L 盐酸）。

【实验方法】

1）将微孔反应条固定于支架，按顺序编号。

2）每孔加入待测血清 100μl，设阴性对照、阳性对照各 2 孔，每孔加入阴性对照（或阳性对照）各 1 滴，并设空白对照 1 孔。

3）每孔加入酶联试剂 1 滴（空白对照孔除外），充分混匀，封板，37℃孵育 20min。

4）弃去孔内液体，将洗涤液注满各孔，静置 10s，甩干，重复 4 次。

5）每孔加显色剂 A 液、B 液各 1 滴，充分混匀，37℃孵育 15min。

【结果观察】

1）目测法：在白色背景下观察各孔颜色，无色为阴性，蓝色或浅蓝色为阳性。

2）酶标仪读数法（波长 450nm），每孔加入终止液 1 滴，混匀，先用空白孔校零，然后读取各孔光密度值［公式（10）］。

$$\frac{\text{样品 OD 值}}{\text{阴性对照平均 OD 值}} \geqslant 2.1 \text{ 判断为阳性,否则为阴性} \quad (10)$$

备注：阴性对照 OD 值低于 0.05 作 0.05 计算，高于 0.05 按实际 OD 值计算。

（三）快速 ELISA 检测 HBeAg

【实验目的】

熟悉快速 ELISA 检测 HBeAg 的方法和原理。

【实验原理】

用双抗体夹心法，其原理详见酶联免疫吸附实验。

【实验材料】

微孔反应条（包被用抗-HBe）、酶联试剂（酶标记的抗-HBe）、HBeAg 阳性对照、HBeAg 阴性对照，其余材料与快速 ELISA 检测抗-HBs 相同。

【实验方法】

1）将微孔反应条固定于支架，按顺序编号。

2）每孔加入待测血清 50μl，设阴性、阳性对照各 2 孔，每孔加入阴性对照（或阳性对照）各 1 滴，并设空白对照 1 孔。

3）每孔加入酶联试剂 1 滴（空白对照孔除外），充分混匀，封板，37℃孵育 20min。

4）弃去孔内液体，将洗涤液注满各孔，静置 10s，甩干，重复 4 次。

5）每孔加显色剂 A 液、B 液各 1 滴，充分混匀，37℃孵育 15min。

【结果观察】

1）目测法：在白色背景下观察各孔颜色，无色为阴性，蓝色或浅蓝色为阳性。

2）酶标仪读数法（波长 450nm）：每孔加入终止液 1 滴，混匀，先用空白孔校零，然后读取各孔光密度值［公式（11）］。

$$\frac{\text{样品 OD 值}}{\text{阴性对照平均 OD 值}} \geqslant 2.1 \text{ 判断为阳性,否则为阴性} \quad (11)$$

备注：阴性对照 OD 值低于 0.05 作 0.05 计算，高于 0.05 按实际 OD 值计算。

（四）快速 ELISA 检测抗-HBe

【实验目的】

熟悉快速 ELISA 检测抗-HBe 的方法和原理。

【实验原理】

应用竞争法，将抗-HBe 结合于固相载体上，然后同时加入被检血清和中和试剂（含一定滴度的 HBeAg）。如标本中含抗-HBe，则与固相载体上的抗-HBe 竞争结合 HBeAg，被检标本中抗-HBe 量越高，竞争结合的 HBeAg 量越多，而与固相抗-HBe 结合的 HBeAg 量越少。当再加入酶标抗-HBe 时，就会使酶标记抗-HBe 与固相上的 HBeAg 结合得很少，因而加底物显色后颜色很浅，反之，颜色则很深。

【实验材料】

微孔反应条（包被用抗-HBe）、酶联试剂（酶标记的抗-HBe）、HBeAb 阳性对照、HBeAb 阴性对照、中和试剂（含一定滴度的 HBeAg），其余材料与快速 ELISA 检测抗-HBs 相同。

【实验方法】

1）将微孔反应条固定于支架，按顺序编号。

2）每孔加入待测血清 50μl，设阴性、阳性对照各 2 孔，每孔加入阴性对照（或阳性对照）各 1 滴，并设空白对照 1 孔。每孔再滴加中和试剂 1 滴（空白对照孔除外）。

3）每孔加入酶联试剂 1 滴（空白对照孔除外），充分混匀，封板，37℃孵育 20min。

4）弃去孔内液体，将洗涤液注满各孔，静置 10s，甩干，重复 4 次。

5）每孔加显色剂 A 液、B 液各 1 滴，充分混匀，37℃孵育 15min。

【结果观察】

1）目测法：在白色背景下观察各孔颜色，无色或显色与阳性对照相似或显色明显浅于阴性对照为阳性，与阴性对照显色相似或深于阴性对照为阴性。

2）酶标仪读数法（波长 450nm）：每孔加入终止液 1 滴，混匀，先用空白孔校零，然后读取各孔光密度值［公式（12）］。

$$\text{COV(阴阳性判断值)} = \frac{\text{阴性对照平均 OD 值} + \text{阳性对照平均 OD 值}}{2} \tag{12}$$

标本 OD≥COV 为阴性，标本 OD＜COV 为阳性。

（五）快速 ELISA 检测抗-HBc

【实验目的】

熟悉快速 ELISA 检测抗-HBc 的方法和原理。

【实验原理】

将抗-HBc 结合于固相载体上，然后加入 HBcAg，形成抗原抗体复合物，再加入被检血清标本和酶标抗-HBc。被检血清标本中若无抗-HBc，则酶标抗-HBc 与复合物中的 HBcAg 结合，被检血清标本中若含有抗-HBc，则被检血清标本中的抗-HBc 与复合物中的 HBcAg 结合，竞争性地占去了酶标抗-HBc 与复合物中 HBcAg 结合的机会，使酶标抗-HBc 与复合物中 HBcAg 结合的量减少。加入底物显色，根据颜色的深浅判定结果。

【实验材料】

微孔反应条（包被用抗-HBc）、酶联试剂（酶标记的抗-HBc）、HBcAb 阳性对照、HBcAb 阴性对照、HbcAg，其余材料与快速 ELISA 检测抗-HBs 相同。

【实验方法】

1）将微孔反应条固定于支架，按顺序编号。

2）每孔加入待测血清 100μl，待测血清用生理盐水稀释（作 1∶50 稀释，检测结果具有临床意义；或作 1∶5 稀释，检测结果具有流行病学意义），设阴性、阳性对照各 2 孔，每孔加入阴性对照（或阳性对照）各 1 滴，并设空白对照 1 孔。每孔再滴加 HbcAg 1 滴（空白对照孔除外）。

3）每孔加入酶联试剂 1 滴（空白对照孔除外），充分混匀，封板，37℃孵育 20min。

4）弃去孔内液体，将洗涤液注满各孔，静置 10s，甩干，重复 4 次。

5）每孔加显色剂 A 液、B 液各 1 滴，充分混匀，37℃孵育 15min。

【结果观察】

1）目测法：在白色背景下观察各孔颜色，无色或显色与阳性对照相似或显色明显浅于阴性对照为阳性，与阴性对照显色相似或深于阴性对照为阴性。

2）酶标仪读数法（波长 450nm）：每孔加入终止液 1 滴，混匀，先用空白孔校零，然后读取各孔光密度值［公式（13）］。

$$\text{COV(阴阳性判断值)} = \frac{\text{阴性对照平均 OD 值} + \text{阳性对照平均 OD 值}}{2} \qquad (13)$$

标本 OD≥COV 为阴性，标本 OD<COV 为阳性。

【注意事项】

实验标本为患者血液标本，注意无菌操作避免污染，接触到患者血液标本的器材都要统一放置于废物缸内，统一灭菌。

【思考题】

1）目前乙型肝炎病毒学诊断的主要依据是什么？

2）抗-HBs、抗-HBe、抗-HBc 的检出有何意义？

三、病毒的分离与鉴定

（一）流感病毒实验室分离

【实验目的】

熟悉流感病毒实验室分离方法。

【实验原理】

取发病 1～3 天内流感患者咽喉含漱液进行病毒分离，流感病毒可在鸡胚尿囊、羊水囊或狗肾细胞上生长。如病毒生长，可用红细胞凝集试验来证实其存在。由于流感病毒可凝集鸡红细胞，如血凝试验阳性，则可进一步用红细胞凝集抑制试验进行病毒鉴定。

【实验材料】

无菌漱口液（普通肉汤与生理盐水为1∶1）15ml、双抗溶液（每毫升含青霉素2万单位、链霉素2万单位）、0.5%鸡红细胞悬液、生理盐水；流感病毒型与亚型免疫血清；9～11日龄鸡胚、1/1000稀释的流感病毒液、接种病毒用器材、剪刀、镊子等；血凝板、无菌小试管、毛细滴管、检菌肉汤、卵盘、蛋钻、检卵灯、碘酒和酒精棉球、胶布、1ml注射器。

【实验方法】

1）用无菌离心管收集典型流感患者（发病不超过3天）的漱口液，放入冰壶内立即送检或－20℃冷冻保存。

2）将漱口液充分振摇，于4℃冰箱静置10min，然后取上清液1.8ml，加入含双抗液0.2ml的小瓶里摇匀，置于4℃冰箱内作用1～2h后接种鸡胚。

3）收获尿囊液，对收获的尿囊液进行初步鉴定或置于－70℃冻存。

【结果观察】

待后续试验。

【注意事项】

1）漱口液不立即送检就必须立即置于－20℃冷冻保存。

2）收集管必须无菌。

（二）病毒红细胞凝集试验

【实验目的】

熟悉流感病毒实验室分离鉴定方法。

【实验原理】

某些病毒（如流感病毒）表面的血凝素，在一定条件下能与某些动物红细胞表面的糖蛋白受体结合引起红细胞凝集，此为病毒红细胞凝集（hemagglutination test of virus, HA），利用HA可以检测培养物中某些病毒的存在，滴定病毒的血凝效价，并可粗略估计病毒颗粒的数量（1个血凝单位≈10^6个病毒颗粒）。

【实验材料】

1）流感病毒尿囊液、0.5%鸡红细胞，20孔U形塑料反应板、生理盐水1ml。

2）吸管、吸头。

【实验方法】

1）取20孔塑料反应板一块，按顺序编号，用1ml吸管向第一孔内加入生理盐水0.45ml，其余9孔每孔中加入0.25ml。

2）取收获的含病毒尿囊液0.05ml加至第一孔中，充分混匀后吸取0.25ml混合液到第二孔，同法混匀后吸取0.25ml至第三孔。如此重复稀释到第9孔。第9孔稀释后弃去0.25ml，第10孔也不加病毒液，作为鸡红细胞阴性对照。

3）每孔中加入0.25ml的0.5%鸡红细胞液，在平桌上充分摇匀，于室温静置45～60min后观察结果并记录（表12）。

表 12　操作方法

孔列号	1	2	3	4	5	6	7	8	9	10
生理盐水/ml	0.45	0.25	0.25	0.25	0.25	0.25	0.25	0.25	0.25	0.25
病毒液/ml	0.05	0.25	0.25	0.25	0.25	0.25	0.25	0.25	0.25	—
										弃去 0.25
血清稀释度	1∶10	1∶20	1∶40	1∶80	1∶160	1∶320	1∶640	1∶1280	1∶2560	对照
0.5%鸡红细胞	0.25	0.25	0.25	0.25	0.25	0.25	0.25	0.25	0.25	0.25
摇匀后，于室温静置 45～60min										

【结果观察】

“—”表示无凝集，红细胞沉积在孔底中央，呈圆形。

“++++”表示完全凝集，红细胞呈均匀的薄膜状铺于整个孔底，致密、边缘不整齐。

“++”表示凝集程度介于“—”和“++++”之间，红细胞于孔底形成环状，四周有小凝集块。

以出现“++”凝集的病毒液最高稀释度作为 1 个红细胞凝集单位，即 1 个血凝单位。

例如，1∶160 和 1∶320 都出现“++”凝集，则 1 个血凝单位为 1∶320，在红细胞凝集抑制试验中，病毒血凝素需用 4 个单位，按上例 1 个血凝单位为 1∶320，则 1∶80 含病毒的尿囊液即为 4 个血凝单位。

【注意事项】

1）用反复吹吸法稀释混匀病毒时，手法要轻、稳，尽量减少气泡出现。

2）加红细胞时，应从最后一孔向前加，以保证病毒浓度准确。

3）加样完毕，将塑料板放光滑台上慢慢划圈摇匀，不要溅出。

按时观察结果，塑料板底部垫上白纸，减少移动（若延续时间过长，凝集红细胞会出现离解现象，结果不准确）。

（三）病毒凝集抑制试验

【实验目的】

熟悉流感病毒实验室鉴定方法。

【实验原理】

流感病毒表面的血凝素与相应的血凝素抗体发生特异性结合后，则不能与红细胞结合，红细胞不出现凝血现象，即红细胞凝集抑制（hemagglutination inhibition test of virus），简称血凝抑制（HI）。试验中若用已知抗体（病毒免疫血清），可鉴定分离病毒的型与亚型；若用已知病毒，则可测定患者血清中的相应抗体，但应先将患者血清进行处理，以除去其中的非特异性抑制物或凝集色，并需取双份血清做两次试验，若恢复期血清抗体效价比发病早期升高 4 倍以上，再结合临床即有确诊意义。

【实验材料】

患者血清、4 个单位的流感病毒血凝素、生理盐水、0.5%鸡红细胞悬液、血凝板、1ml 吸管等。

【实验方法】

取洁净血凝块一块，编号，按表13操作并依次加入相应实验材料。

表13 实验方法

孔列号	1	2	3	4	5	6	7	8	9	10
生理盐水/ml	0.45	0.25	0.25	0.25	0.25	0.25	0.25	0.25	0.25	0.25
患者血清/ml	0.05	0.25	0.25	0.25	0.25	0.25	0.25	0.25	—	—
								弃去0.25		
血清稀释度	1∶10	1∶20	1∶40	1∶80	1∶160	1∶320	1∶640	血清对照	病毒对照	血球对照
4个单位病毒悬液/ml	0.25	0.25	0.25	0.25	0.25	0.25	0.25	—	0.25	—
摇匀后，于室温静置20～30min										
0.5%鸡红细胞	0.25	0.25	0.25	0.25	0.25	0.25	0.25	0.25	0.25	0.25
摇匀后，于室温静置20～30min										

各孔按表13滴加0.5%鸡红细胞悬液后混匀，在室温下静置，30min、60min各观察一次结果。一般以60min结果为准，但如果红细胞下滑显著，则以30min结果判读。

【结果观察】

1）结果观察时先查看各对照孔：血清对照不凝集（－），病毒对照完全凝集（＋＋＋＋），红细胞对照不凝集（－）。之后再观察其他各孔，各孔红细胞凝集程度，以“＋”表示。

2）以完全抑制红细胞凝集（即不凝集）的血清最高稀释度为其血凝抑制效价。

【注意事项】

1）孵育时间不宜过长，这是因为有些病毒的血凝现象由于病毒游离而很快消失。

2）红细胞的浓度和4个血凝单位的病毒液要正确调制。

3）鉴定未知病毒时对照应有红细胞对照、阴性血清对照、标准血清对照。

4）红细胞凝集时，红细胞分散在管底四周呈界限明显的扣状凝集者为阳性“＋”，无凝集或凝集抑制时，红细胞集于管底呈点状为阴性“－”。判定时可以倾斜血凝板，观察如有“泪滴痕”现象或管底流动现象者判定为阴性。

5）HI试验不适用于流感的早期诊断。

【思考题】

1）血凝试验中为什么要加补充液？

2）血凝试验和血凝抑制试验中空白对照的意义是什么？

四、狂犬病病毒的包涵体

【实验目的】

了解观察病毒包涵体的方法。

【实验原理】

狂犬病病毒可在多种动物中感染与传播。感染后在易感动物或是人的中枢神经细胞中增殖，可在胞质内形成 1 个或多个、圆形或椭圆形、嗜酸性包涵体，称为内基小体(Negri body)。

【实验材料】

1）狂犬病病毒包涵体 HE 染色标本。

2）光学显微镜、香柏油、擦镜纸、乙醇、乙醚。

【实验方法】

通过光学显微镜观察狂犬病病毒包涵体。

【结果观察】

光镜下可见位于神经细胞胞质内 1 个或数个大小不等的圆形或椭圆形、红色嗜酸性包涵体，即内基小体。包涵体的周围有一不染色光带，称为明晕。

【注意事项】

观察内基小体时，注意与细胞核区分，内基小体嗜酸性，位于胞质内，被染成红色。

【思考题】

何谓包涵体？检查包涵体有何实际意义？

实验十五　注射药物的微生物学检查

【实验目的】

各种注射剂、手术用滴眼剂要求无菌、无热原质，尤其是直接注入患者血管内的注射剂，如被微生物或热原质污染即有可能引起发热、菌血症、中毒性休克甚至死亡等。因此《中华人民共和国药典》规定出厂前都必须进行无菌检查以确保安全。

【基本原则】

无菌检查的基本原则是采用严格的无菌操作方法，将被检测的药品按其剂型的不同分别取一定量加入适合各类微生物生长的不同培养基（需氧菌、厌氧菌及真菌培养基）中，在各自适宜的条件下进行培养。在规定时间内观察有无微生物生长，以判断药品是否符合要求、确为无菌制剂。

一、一般注射剂的无菌检查

【实验材料】

1）检样：待检注射剂。

2）菌种：金黄色葡萄球菌（需氧菌对照）、生孢梭状芽孢杆菌（厌氧菌对照）、白假丝酵母菌（真菌对照）。

3）培养基：需氧菌培养基（营养肉汤培养基）、厌氧菌培养基（庖肉培养基）、真菌培养基（沙氏培养基）。

【实验方法】

直接接种法

1）用碘酒、乙醇消毒待检注射剂安瓿上部，再用消毒砂轮轻搓安瓿颈部后用无菌镊子敲断安瓿颈部。按照《中华人民共和国药典》规定，决定待检注射剂的取量与培养基的分装量（表 14）。

表 14　供试品包装规格与取样量的关系

药物装量/ml	每管药物加入量/ml	培养基用量/ml
≤2	0.5	15
2～20	1.0	15
＞20	5.0	40

2）用无菌注射器按量吸取待检注射剂，分别加入需氧菌、厌氧菌和真菌培养基中。

3）用无菌吸管分别吸取 0.1ml 金黄色葡萄球菌、生孢梭状芽孢杆菌、白假丝酵母菌，接种于相应的需氧菌、厌氧菌、真菌培养基中，作为阳性对照。

4）用未加药物和对照菌的培养基各一支作为阴性对照。

5）需氧菌培养管、厌氧菌培养管置于37℃普通温箱培养5天，真菌培养管在25℃培养7天，每天观察作出记录。如在规定时间内无任何微生物生长则可判定待检药品符合标准。

【结果观察】

1. 阴性对照

各管培养基应澄清，未见生长现象，若培养基出现浑浊、表面有菌膜或出现沉淀，说明培养基有污染或操作有误，需要更换培养基重新试验。

2. 阳性对照

各管培养基浑浊，如培养基未见生长现象，需检查对照菌活力及培养基的配制。

【注意事项】

应严格进行无菌操作，避免污染。

二、特殊注射剂的无菌检查

1. 油剂性药物的检测

油剂性药物因难与培养基充分混合，往往影响检出结果。可采用吐温培养基，其余同上述一般注射剂的无菌检查法。吐温培养基中的吐温-80（Tween-80）与油剂性药物混合乳化，使药品均匀分布在培养基中，增强其接触培养基的机会，便于检出微生物。

2. 含抑菌或防腐成分药物的检测

有些药品本身含有抑菌成分，或于制作过程中加入防腐剂等，如按上法检测，不能证明待检药物是否真正无菌，必须先经一定的处理，采用一些方法除去药物本身的抗菌作用，然后再按上述方法进行无菌检查。

1）加入灭活剂：在培养基中加入合适的灭活剂，去除或抵消抗菌药物的抑菌作用。

2）稀释法：测出被检药品的最小抑菌浓度（MIC），然后将药品移入大量培养基中，使药品稀释至不具有抑菌作用的浓度进行检验。

3）离心沉淀法：取规定量的待检药物，离心（3000r/min）30min，弃去上清液，留底部浓缩菌液约2ml，再稀释成一定量进行检验。

4）微孔滤膜过滤法：将待检注射剂用无菌生理盐水稀释，再用无菌微孔滤膜器（孔径为0.22～0.45μm）过滤，用无菌生理盐水充分洗涤后，取出滤膜，分成若干片分别放入各种培养基中进行检查。

实验十六　口服药及外用药物的微生物学检查

口服药及外用药，在生产和临床使用过程中，不要求达到完全无菌，但为了防止药品的污染，必须保证不含有病原微生物及过量的微生物。

口服药及外用药物的微生物学检查主要是微生物限量检验，即限制品服药、外用药物的微生物总数和限制病原微生物种类的系列测定项目。我国规定的项目有：细菌总数测定、霉菌总数测定、病原菌（大肠埃希菌、金黄色葡萄球菌、铜绿假单胞菌、沙门菌和破伤风梭菌）的检查和活螨的检验等。

判断的标准是：口服药及外用药中微生物总量必须低于规定限量；口服药物每克或每毫升中不得含有大肠埃希菌、沙门菌；外用药物每克或每毫升中不得含有铜绿假单胞菌、金黄色葡萄球菌和破伤风梭菌，此外均不得检出活螨。

一、细菌总数测定

【实验目的】

细菌总数是指每克或每毫升待检药品内含有的活菌总数。测定被检药品每克或每毫升中含有的活菌数，是检测药品受到微生物污染程度的重要指标，是对该药品整个生产过程的卫生学总评价的一个重要依据。

【实验材料】

1）待检药品。

2）培养基：普通琼脂培养基。

【实验方法】

普通琼脂培养基倾注平皿计数法：

1）取待检药品用无菌生理盐水稀释成 1∶10、1∶100、1∶1000 的稀释药液。

2）分别取 3 个浓度的药液各 1ml，置于培养皿内，注入恒温 45℃培养基 15ml，立刻转动平板使药液和培养基充分混匀，待冷却后，放入温箱内 37℃培养 48h。每种稀释度应做 3 个。

3）计算每一平板中生长的菌落数，并求得每一稀释度的 3 个平板的菌落均数。

【实验结果】

细菌总数报告：选取菌落均数为 30～300 个的平板作为菌落总数测定范围。将数得的菌落均数乘以相应稀释度，得到每克或每毫升待检药品中所含细菌总数，判断药品是否符合标准。

二、霉菌总数测定

【实验目的】

霉菌总数测定是了解待检药品每克或每毫升内含有的活霉菌（包括酵母菌）总数，借以判定药品的霉菌污染程度。

【实验材料】

1）待检药品。

2）培养基：虎红培养基（rose bengal medium）。

【实验方法】

琼脂倾注平皿计数法：测定方法基本与细菌总数的测定方法相同，使用适合霉菌生长的虎红培养基，25～28℃培养 72h，计数平板内霉菌菌落均值。

【实验结果】

选取菌落均数为 5～50 个的平板，根据数得的菌落均值和相应稀释度的乘积，得到每克或每毫升待检药品中所含细菌总数，判断药品是否符合标准。

三、病原菌检验

（一）大肠杆菌

【实验目的】

大肠杆菌是人、畜肠道主要寄生菌。它随粪便排出体外，故常作为食品、饮水等被粪便直接或间接污染的指示菌。

例如，药品中检出大肠杆菌，表明该药品已被粪便污染，可能有肠道致病菌和寄生虫卵等病原体存在，服用后有被感染的危险性。因而，不能用灭菌方法处理的口服药物，大肠杆菌检测是常规项目之一。

【实验原理】

大肠杆菌的鉴定主要靠形态和生化反应两个方面的特征。

但由于大肠杆菌和产气杆菌在形态和生化反应方面有相似之处，而产气杆菌一般多存在于水中，无卫生学意义。因而检测的大肠杆菌要与产气杆菌相鉴别。二者的鉴别一般采用 IMViC 试验（I——吲哚试验，M——甲基红试验，Vi——V-P 试验，C——柠檬酸盐利用试验）来鉴定。

检测时先把一定量药物经增菌后转种到选择鉴别培养基——麦康凯琼脂平板或伊红亚甲蓝琼脂平板（EMB 平板）。

培养后挑取可疑菌落进行革兰染色及生化反应。生化反应包括 IMViC 试验和乳糖发酵试验。大肠杆菌 IMViC 试验结果为＋、＋、－、－。

如果检测结果为革兰阴性杆菌，乳糖发酵阳性及 IMViC 试验符合，则可判断每克或每毫升药品已检出大肠杆菌。

【实验材料】

1）待检药品。

2）培养基：乳糖胆盐增菌液、麦康凯琼脂平板、伊红亚甲蓝琼脂平板、乳糖发酵管、蛋白胨水、葡萄糖蛋白胨水、柠檬酸盐琼脂斜面培养基。

3）试剂：无菌生理盐水、溴麝香草酚蓝指示剂。

【实验方法】

1）增菌培养：取 1∶10 稀释的待检药品稀释液 10ml 接种于 100ml 胆盐乳糖增菌液中，37℃培养 18～24h 进行增菌。

2）分离培养和纯培养：将增菌培养液转种到麦康凯琼脂（MacConKey's agar）或伊红亚甲蓝琼脂平板（eosin methylene blue agar，EMB），37℃培养 18～24h。根据大肠杆菌在麦康凯琼脂平板上形成红色菌落，在 EMB 琼脂平板上形成紫红色带金属光泽菌落的特点，挑取可疑的红色或紫红色菌落，分别进行斜面纯培养和革兰染色。如查到是革兰阴性短杆菌应进行生化反应，和产气杆菌进行鉴别。

3）生化反应。乳糖发酵试验：挑取纯培养细菌转种乳糖发酵管，37℃培养 24h，观察是否产酸产气。

4）IMViC 试验。用每毫升含 500～1000 个活菌数的稀释标准大肠杆菌菌液 0.1ml 加至检测药品稀释液 10ml 中，按检测顺序同样作阳性菌对照试验。如果结果良好，证明本实验检测有效。

【实验结果】

根据实验结果判定药品中有无大肠杆菌存在及药品是否符合要求。

（二）沙门菌

【实验目的】

沙门菌是常见的肠道病原菌，可随患病者或患病动物的粪便或尿液排出体外，污染水或食物，并经口进入易感者的肠道，能引起伤寒、副伤寒、急性胃肠炎（食物中毒）和败血症。我国药品卫生标准规定口服药品不得检出沙门菌。

【实验材料】

1）待检药品。

2）培养基：胆盐乳糖增菌液、S.S 琼脂平板、乳糖发酵管、双糖含铁琼脂斜面培养基、普通营养琼脂。

3）试剂：无菌生理盐水、溴甲酚紫指示剂、沙门菌属诊断血清。

【实验方法】

1）增菌培养：取 1∶10 稀释的待检药品稀释液 10ml 接种于 100ml 胆盐乳糖增菌液中，37℃培养 18～24h 进行增菌。

2）分离培养和纯培养：用接种环取增菌一环接种于 S.S 琼脂平板上，37℃培养 18～24h。沙门菌在 S.S 平板上呈无色菌落，半透明或不透明，根据菌落特点挑取可疑菌落接种在营养琼脂斜面培养基上，37℃培养 18～24h。

3）染色镜检：将可疑菌落纯培养物涂片，革兰染色、镜检。

4）双糖含铁琼脂斜面培养基：若革兰染色镜检为革兰阴性短杆菌，呈不规则排列，则应将疑似菌落接种于双糖含铁琼脂斜面培养基，37℃培养 18～24h。

5）糖发酵试验：取双糖含铁琼脂培养基上层斜面纯培养物，分别接种于乳糖、葡萄糖、麦芽糖、甘露醇和蔗糖发酵管内，37℃培养 18～24h。

6）血清学鉴定：用已知沙门菌属诊断血清和分离出的疑似沙门菌进行玻片凝集试验。

【实验结果】

根据实验结果判定药品中有无沙门菌存在及药品是否符合要求。

（三）铜绿假单胞菌

【实验目的】

铜绿假单胞菌为革兰阴性杆菌，广泛存在于土壤、空气及污水中，可产生水溶性色素（绿脓菌素等）。铜绿假单胞菌为条件致病菌，对烧伤、眼科疾病等患者因感染后病情加重，造成患者创伤处组织化脓，严重的可引起败血症、眼角膜溃疡甚至失明。国家药品卫生标准规定，外用药及眼科药剂中不得检出铜绿假单胞菌。

【实验材料】

1）待检药品。

2）培养基：胆盐乳糖培养基、十六烷三甲基溴化铵琼脂平板、绿脓菌素测定培养基（PDP琼脂斜面）、硝酸盐胨水培养基、明胶培养基、营养琼脂斜面。

【实验方法】

1）取1∶10稀释的待检药品10ml接种入100ml胆盐乳糖增菌培养基中，37℃增菌培养18～24h。同时在另一管同一培养基（已加入待检药物）中加入标准阳性对照菌液0.1ml，内含50～100个活菌作为对照试验。

在增菌液中，如铜绿假单胞菌生长可形成菌膜，产生的绿脓菌素使培养基呈黄绿色或蓝绿色。

2）取上述增菌液面上的菌膜转种在十六烷三甲基溴化铵琼脂平板上，平置，37℃培养18～24h。

铜绿假单胞菌在十六烷三甲基溴化铵琼脂平板上可形成不规则、扁平、表面湿润的灰白色菌落，菌落周围有水溶性蓝绿色色素。而革兰阳性菌及大肠杆菌在此培养基上不能生长。

3）挑取可疑菌落接种于营养琼脂斜面进行纯培养，并进行革兰染色、镜检。若显微镜下见革兰阴性杆菌，则进一步进行生化反应。

4）生化反应。

氧化酶试验：细菌如有氧化酶能将二甲基对苯二胺脱氨而氧化成带有红颜色的醌类化合物。试验时用接种环挑取可疑菌落涂布在滤纸片上，置于无菌平皿内，在菌苔上添加数滴1%二甲基对苯二胺盐酸盐试剂，如在30s内，纸片上菌苔变成粉红色直至紫红色时，则为阳性。

绿脓菌素试验：挑取纯培养物转种到绿脓菌素测定用培养基（PDP琼脂），37℃培养18～24h。加入3～5ml氯仿摇匀，使得色素溶解于氯仿内，待氯仿变成蓝绿色后吸到另一试管内，在该试管内加入1ml盐酸，振摇后静置于室温片刻，如果盐酸变成粉红色为阳性反应。

硝酸盐还原试验：挑取纯培养物接种至硝酸盐胨水培养基，37℃培养18～24h，若集气管内有气泡则为阳性。

明胶液化试验：用接种针取纯培养物穿刺接种于明胶培养基，37℃培养18～24h。若明胶培养基液化，4℃放置10～30min后，仍为液化状态则为阳性。

42℃生长试验：挑取纯培养物接种于营养琼脂斜面培养基，42℃水浴箱内培养24～48h后观察结果，有菌苔形成为阳性。

【实验结果】

氧化酶试验及绿脓菌素试验均为阳性，可报告检出铜绿假单胞菌；此外有少数铜绿假单胞菌为不带色素的非典型菌落，因此若绿脓菌素试验阴性，则需进行硝酸盐液化试验、明胶液化试验、42℃生长试验，均为阳性可报告检出铜绿假单胞菌。

（四）金黄色葡萄球菌

【实验目的】

金黄色葡萄球菌是最常见的化脓性球菌之一，80%以上的化脓性疾病由本菌引起。它广泛分布于自然界中，常可污染药品及食品，也经常存在于人的皮肤及某些腔道中。在制药过程中可被混入药品内，在条件合适时可引起人体局部化脓感染，严重者可导致败血症。因而目前规定，凡外用药和眼科制剂不得检出金黄色葡萄球菌。

【实验原理】

药物在检测时先经亚碲酸钠肉汤增菌，然后转种至选择培养基（如甘露醇高盐琼脂、卵黄高盐琼脂等），经培养后挑取可疑菌落进行革兰染色及生化反应。根据选择培养基上典型菌落、革兰阳性菌、发酵甘露醇及血浆凝固酶阳性，可得出结论，检测到金黄色葡萄球菌。

【实验材料】

1）待检药品。

2）培养基：亚碲酸钠培养基、卵黄高盐琼脂培养基、甘露醇发酵管。

【实验方法】

1）取1∶10稀释的待检药品10ml分别接种在2瓶100ml亚碲酸钠培养基中，37℃增菌培养24h。其中一瓶加入含菌量为500～1000个/ml的标准金黄色葡萄球菌菌液0.1ml作阳性对照。

2）取增菌培养物转种在卵黄高盐琼脂培养基，37℃培养24～48h。

3）挑取平皿上墨黑色的可疑菌落接种于普通营养琼脂斜面进行纯培养后染色、镜检，如为革兰阳性球菌，不规则堆积或呈葡萄串状排列，则进一步进行生化反应。

4）生化反应。

甘露醇发酵试验：用接种环挑取菌苔到甘露醇发酵管内，37℃培养18～24h观察有无产酸产气。

血浆凝固酶试验：挑取2或3环菌苔至含1∶2稀释的兔血浆0.5ml的试管内，充分混匀后37℃水浴，2h后开始检查，以后每隔适当时间检查一次，直至24h，观察血浆有无产生凝固现象。

【实验结果】

根据实验结果判定药品中有无金黄色葡萄球菌存在及药品是否符合要求。

（五）破伤风杆菌

【实验目的】

破伤风杆菌属于厌氧性芽孢杆菌，广泛存在于土壤及人、牲畜的粪便中。以根、茎、叶类植物为原料的中草药制剂特别易受破伤风杆菌污染，在条件合适时感染伤口引起破伤风，其死亡率达50%以上。因此用于深部组织、创面和溃疡面的外用制剂不得检出破伤风杆菌。

检测时首先把待检药品加至0.1%葡萄糖庖肉培养基中进行增菌产毒培养。

【实验原理】

根据培养基所表现出的破伤风杆菌生长特有的现象（产气、有恶臭味、消化庖肉），再经革兰染色，以及动物毒力试验和保护力试验证实。如找到革兰阳性破伤风杆菌的典型形态，毒力试验和保护力试验阳性，可证实存在破伤风杆菌。

【实验材料】

1）待检药品。

2）培养基：庖肉培养基。

【实验方法】

1）取1∶10稀释的待检药品1ml接种于庖肉培养基内，加无菌凡士林或石蜡，80℃水浴30min杀死无芽孢菌，后在37℃培养3～4天，如有厌氧菌生长，庖肉变黑有恶臭味，取材作涂片染色、镜检。

2）将培养液过滤，取滤液0.3～0.5ml分别注射在2只小白鼠后腿肌肉中，其中1只同时注射破伤风抗毒素120单位，做保护力试验。观察48h，有无病变出现。阳性者于注射后12～24h，可出现腿及尾巴强直、肢体痉挛或全身肌肉痉挛等症状，最后死亡。而保护力试验的小白鼠不发病，表明培养液中有破伤风毒素存在。

【实验结果】

根据结果作出判断。

（六）活螨的检验

【实验目的】

螨是节肢动物门、蜘蛛纲、螨目的一类微小动物。它的分布很广泛。螨体约0.5mm大小，似面粉状，显微镜下观察呈圆形或椭圆形的囊状。螨本身带有各种病原菌，除了直接危害人体健康外，还能传播一些疾病，如引起皮炎，过敏性哮喘，消化道、泌尿道和呼吸道疾病。因而口服药及外用药中均不得检出螨类。中草药原料由于含有糖、淀粉、脂肪和油脂等，极易被螨类污染。

【实验材料】

1）待检药品。

2）生理盐水、饱和盐水、70%乙醇。

【实验方法】

1）直接检测法：先用肉眼观察待检药品有无疑似活螨的白点移动，再用放大镜观察，可取解剖针挑取活螨，放在滴有70%乙醇或生理盐水的载玻片上进行观察。

2）漂浮法：将待检药品适量加入盛有饱和盐水的三角烧瓶内搅匀。继续加饱和盐水至瓶口。用干净载玻片蘸取表面漂浮物，加盖玻片后置于显微镜下观察有无活螨。

3）分离法：利用螨类避光怕热的习性，将适量待检药品置于下有烧瓶的玻璃漏斗内，烧瓶内放少量70％乙醇。在玻璃漏斗上方6cm处放60W的灯光照射1h，观察漏斗的下口处有无活螨爬出。

4）螨卵孵育法：将疑有螨卵（呈椭圆形，上端有一小弯钩）的药丸适量放在无菌小瓶内，加数滴无菌生理盐水后加盖，22～28℃培养10天，逐日观察有无活螨孵出。

医学寄生虫学

实验一　线　　虫

【实验目的】

掌握蛔虫卵、钩虫卵、蛲虫卵、鞭虫卵的形态特征。

熟悉蛔虫、钩虫、蛲虫、鞭虫的形态特征。

掌握两种微丝蚴形态的主要鉴别特征。

熟悉粪便直接涂片法和饱和盐水漂浮法。

了解钩蚴培养法、肛周拭子法和血液微丝蚴检查法。

【实验材料】

1）虫卵玻片标本：蛔虫卵、钩虫卵、蛲虫卵、鞭虫卵。

2）成虫甲醛浸制标本：蛔虫、钩虫、蛲虫、鞭虫。

3）病理标本。

【实验内容】

1．形态观察（操作）

1）蛔虫受精卵：为宽椭圆形，大小平均为 60μm×45μm。卵壳厚而透明，卵壳表面被有一层凹凸不平的蛋白质膜，呈现波浪状，常被胆汁染成棕黄色。卵内有一大而未分裂的卵细胞，在新鲜标本内它与卵壳两端形成新月形空隙。若卵细胞发育分裂后，此空隙多数随之消失而看不到。

2）蛔虫未受精卵：外形较狭长，大小平均为 90μm×40μm，蛋白质膜与卵壳较薄，卵内有大小不等的屈光颗粒。

有时未受精蛔虫卵的数量较少，故不一定每次都能观察到。

注：无论受精蛔虫卵或未受精蛔虫卵，其表面的蛋白质膜有时均可脱掉，变成外表光滑、无色透明的虫卵，但卵壳具有一定的厚度且透明等的特点，仍可与其他线虫卵相鉴别。

3）钩虫卵：呈长椭圆形，卵壳极薄，无色透明，大小约为 60μm×40μm，新鲜粪便中的虫卵，内含 4～8 个卵细胞，卵壳与卵细胞间有明显空隙，如果粪便放置 1～2 天后，卵内细胞继续分裂为多细胞期。

4）蛲虫卵：无色透明，大小约为 55μm×25μm，外形两侧不对称，一侧较平，一侧稍凸，自虫体排出时，卵内胚胎多发育为幼虫。

注：观察时，视野光线宜暗些，否则不易找到虫卵。

5）鞭虫卵：纺锤形，黄褐色，大小平均为 52μm×22μm，壳厚，两端各具一透明栓，卵内含有一个卵细胞。

2．示教标本

（1）似蚓蛔线虫（蛔虫）

1）雌雄成虫：虫体呈圆柱形，状似蚯蚓，活时淡红色，死后灰白色，雌虫（♀）长 20～35cm，尾部尖直，雄虫（♂）长 15～31cm，尾部向腹面弯曲。

2）虫卵。①受精卵；②未受精卵；③感染性虫卵：为蛔虫感染期，虫卵大小、外形、颜色均与受精卵相似，但卵内有一卷曲的幼虫。

3）病理标本。蛔虫性肠梗阻；胆道蛔虫症。

（2）钩虫（十二指肠钩口线虫和美洲板口线虫）

1）雌雄成虫：乳白色或肉红色小虫，长约1cm，♀虫较大，尾端呈圆锥形，♂虫较小，尾端膨大为交合伞。

2）虫卵。

3）丝状蚴：钩虫的感染期。

4）两种钩虫口囊及交合伞比较：注意两种钩虫口囊内牙齿的形状和数量的不同。

5）病理标本：成虫寄生在小肠壁上的浸制标本。注意观察钩虫咬附肠壁及肠壁损伤情况。

（3）蠕形柱肠线虫（蛲虫）

1）雌雄成虫：乳白色，♀虫较大（长8～12cm），尾部尖细而直，♂虫很小（长2～5cm），尾部弯曲成圈，有一根交合刺。成虫头部具有头翼，是角皮膨大而成。

2）虫卵。

（4）毛首鞭形线虫（鞭虫）

1）雌雄成虫：形似马鞭，前3/5纤细，后2/5粗大，雄虫长30～45cm，尾端向腹面呈环状卷曲；雌虫长35～50cm，尾端钝直。

2）虫卵。

3）病理标本：鞭虫成虫寄生在肠壁上的浸制标本。

（5）丝虫（班氏吴策线虫和马来布鲁线虫）。

1）微丝蚴血液涂片染色标本：状如小蛇，头端钝圆，尾部较尖，体外有透明鞘膜，体内充满体核。注意两种微丝蚴的体态，头间隙长宽比例，体核的形状、大小及分布情况，尾部有无尾核。

2）丝虫中间宿主——媒介蚊种。

中华按蚊触须上有4个白环，翅前缘有两个白斑，为马来丝虫的主要传播媒介。

库蚊触须上无白环，翅及腿均为淡褐色，为班氏丝虫的主要传播媒介。

3）丝虫病晚期患者的体征图片等。

3. 技术操作

（1）粪便生理盐水直接涂片法（direct smear method）。取洁净载玻片1张，吸取生理盐水1～2滴于其中央。用竹签或牙签挑取粪便约火柴头大小，与载玻片上的生理盐水混匀。将粪液展成薄膜，低倍镜检，见到可疑者，再转高倍镜详细观察。

注意事项如下。

1）粪便涂片不宜过厚或过薄，一般应以透过粪膜可辨认书上字迹为宜。

2）由于涂片取粪量较少，镜检时必须按一定方向将全部涂片标本查完，防止漏检，通常每份粪便标本应从不同部位取材，涂片3张，可提高检出率。

3）镜检时注意将寄生虫卵与粪便中残渣及酵母菌、动植物细胞、纤维等相区别。

4）此法用于检查蠕虫卵、原虫的滋养体和包囊，简便、迅速，但当粪便中蠕虫卵或原虫数量较少时不易被查到。

（2）饱和盐水漂浮法（saturated brine flotation）

原理：此法是增加液体的比重，使比重较轻的虫卵在比重大的液体中上浮聚集于液体表面，达到浓集虫卵的目的。本法适用于线虫卵的检查，不适用于吸虫卵的检查。

取洁净的青霉素瓶，加入饱和盐水一吸管（饱和盐水浓度为37.5%时，比重为1.20）。用竹签挑取约1g（花生粒大小）的粪便，置于瓶中与饱和盐水充分搅匀。再加入饱和盐水，将满时改用吸管，滴加至略高于瓶口但不溢出为止。取洁净载玻片盖于瓶口，使液面与载玻片充分接触，静置15～20min。将玻片垂直提起，并迅即翻转载玻片，盖上盖玻片，置显微镜下观察（图27）。

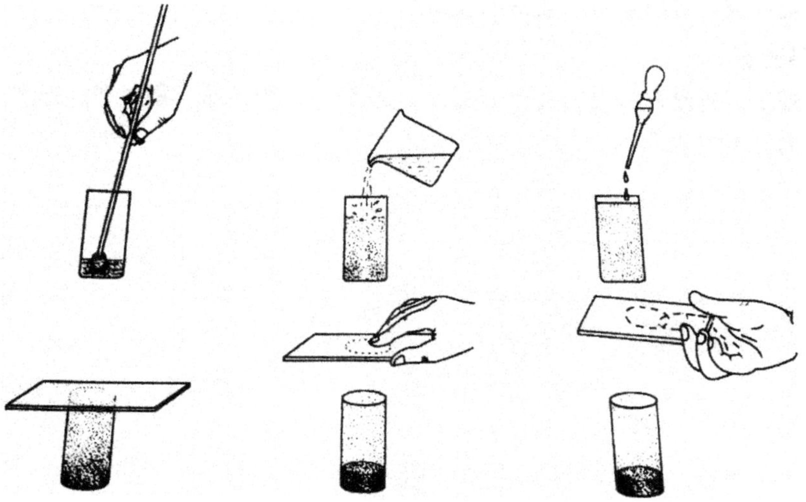

图27 饱和盐水漂浮法

（3）肛周拭子法（anal swab）：适用于肛周产卵（蛲虫）或常可在肛门附近发现虫卵（带绦虫）的检查。

1）透明胶纸法：取6cm长的透明胶纸，贴于载玻片上备用。检查时将胶纸掀起，将胶面粘取肛门周围的皮肤，然后揭下贴于原玻片上，镜检。

2）棉签拭子法：取棉签在生理盐水中稍加湿润，在受检者肛门周围擦拭，随后将棉签放入内有饱和盐水的青霉素瓶中，充分振荡、洗下虫卵，然后迅速提起棉棒，于管壁上挤出盐水。最后加饱和盐水至瓶口，盖以盖玻片，静置15～20min后取下载玻片镜检。

（4）钩蚴培养法（culturmethod for hookworm larvae）

原理：钩虫卵在适宜条件下，可在短时间内孵出幼虫。

在试管内加入约1ml冷开水，将滤纸剪成与试管等宽但较试管稍长的T字形，在滤纸条的中上部均匀涂上患者的粪便，再将纸条插入试管，下端浸泡在水中，注意粪膜不要接触到水。在20～30℃条件下培养。培养期间每天沿管壁补充冷开水，以保持水面高度。3天后用肉眼或放大镜观察。钩蚴在水中常作蛇行游动，虫体透明（图28）。

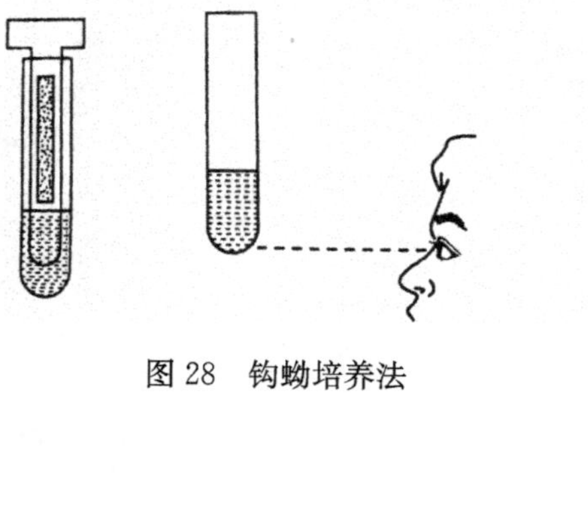

图28 钩蚴培养法

（5）微丝蚴检查

1）鲜血片法：以橡皮头吸管吸取生理盐水1滴于洁净的载玻片中央。用75%酒精棉球消毒受检者耳垂或指尖及采血针。待乙醇干后，左手拇指与食指捏着耳垂下侧方，使皮肤绷紧，右手持采血针刺破皮肤采血。将1滴血与载玻片上的生理盐水混匀，即时置低倍镜下观察微丝蚴在血滴中卷曲活动的情况。

2）厚血膜法：从受血者的耳垂或指尖采血三大滴，滴于载玻片中央，用另一玻片的一角将血滴涂成1cm×2cm椭圆形厚血膜。待干后，放入清水中5～10min以溶血。后取出玻片，用瑞氏染色液或吉姆萨染色液染色后镜检。

【实验作业】

按显微镜下所见绘出蛔虫卵（受精卵、未受精卵）、钩虫卵、蛲虫卵的形态结构图，并注明各部分名称及放大倍数。

实验二 吸 虫

【实验目的】

掌握肝吸虫卵、肺吸虫卵、姜片虫卵、日本血吸虫卵的形态特征。

熟悉4种吸虫生活史中的成虫和中间宿主的形态。

了解沉淀法、毛蚴孵化法。

【实验材料】

1）虫卵玻片标本：肝吸虫卵、肺吸虫卵、姜片虫卵、日本血吸虫卵。

2）成虫甲醛浸制标本：肝吸虫、肺吸虫、姜片虫、日本血吸虫。

3）病理标本。

【实验内容】

1. 虫卵形态观察（操作）

1）肝吸虫卵：是人体常见蠕虫卵中最小者。黄褐色，形似芝麻粒，大小约为29μm×17μm，卵前端较窄，顶端有盖，盖的两旁可见肩峰样小突起，后端较钝圆，有时可见一小突起称为小疣。卵产出时便已成熟，卵内含有一毛蚴。

2）肺吸虫卵：呈金黄色，椭圆形，大小约为99μm×54μm，最宽处多近卵盖一端。卵盖大，常稍倾斜（个别也有缺卵盖者），卵内含有10余个卵黄细胞。从虫体排出时，卵细胞尚未分裂，常位于正中央。

3）姜片虫卵：是人体常见的蠕虫卵中最大者，淡黄色、椭圆形，大小约为135μm×85μm，卵壳较薄而均匀，有一不明显的小盖，卵内含有一个卵细胞和20～40个卵黄细胞。

4）日本血吸虫卵：近圆形，大小约为90μm×65μm，卵壳薄，淡黄色，无卵盖，卵壳一侧有一小棘，由于虫卵经肠黏膜进入粪便，故壳外常附有宿主坏死组织残留物，小棘往往不易被看到。虫卵随粪便排出时，卵内含有毛蚴。

2. 成虫形态观察（操作）

1）华支睾吸虫（肝吸虫）：体形狭长，背腹扁平，长10～25mm，体宽3～5mm，前端尖细，后端较钝圆。口吸盘略大于腹吸盘，前者在虫体的前端，后者在虫体前1/5处，肝吸虫为雌雄同体，睾丸呈分枝状，前后排列于虫体的后端，约占体长1/3；卵巢边缘分叶，位于睾丸之前，受精囊呈椭圆形在睾丸和卵巢之间，子宫从卵膜开始，盘绕而上，达腹吸盘水平。

2）卫氏并殖吸虫（肺吸虫）：体肥厚，活时红褐色，半透明，因伸缩活动，体形常变化。固定标本呈短或长椭圆形，背面隆起，体长7.5～12mm，宽4～6mm，厚3.5～5.0mm。口腹吸盘大小略同，本虫为雌雄同体，卵巢与子宫并列于腹吸盘之后，卵巢分5～6叶，形如指状，睾丸分支，左右并列，约在体后端1/3处。

3）布氏姜片吸虫（姜片虫）：肉红色，肌肉丰富而肥厚，椭圆形，背腹扁平，前窄后宽，长、宽为（20～75）mm×（8～20）mm。两吸盘相距很近。腹吸盘呈漏斗状，较口吸盘大4～5倍。雌雄同体，睾丸两个，前后排列，高度分支如珊瑚状。

4）日本裂体吸虫（日本血吸虫）：为雌雄异体，雄虫较粗短，活时乳白色或微灰白色，长、宽为（10～22）mm×（0.5～0.55）mm，常向腹面弯曲而呈镰刀状。口腹两盘明显，自腹吸盘以后虫体两侧向腹面弯卷形成沟状，称为抱雌沟，是雄虫抱住雌虫进行交配的部位。雌虫细长，长12～26mm，虫体后部常因肠管内含消化宿主红细胞剩余的色素而呈灰褐或黑色。

3. 示教标本

（1）华支睾吸虫（肝吸虫）

1）成虫。

2）虫卵。

3）第一中间宿主：豆螺。第二中间宿主：淡水鱼、虾。

4）病理标本：肝吸虫患者的肝，注意在横切面胆管内嵌塞着的虫子。

（2）卫氏并殖吸虫（肺吸虫）

1）成虫。

2）虫卵。

3）第一中间宿主：川卷螺。第二中间宿主：淡水螺、淡水螯虾。

4）病理标本。

（3）布氏姜片吸虫（姜片虫）

1）成虫。

2）虫卵。

3）中间宿主：扁卷螺。

4）传播媒介：菱角、荸荠。

（4）日本裂体吸虫（日本血吸虫）

1）成虫。

2）虫卵。

3）毛蚴：染色标本中，体呈梨形，体表被有纤毛。

4）尾蚴：为日本血吸虫的感染期，分体部和尾部，后者分尾干和尾叉，注意其形态。

5）中间宿主：钉螺。

6）病理标本。①病兔肝标本：表面不光滑，可见许多灰白色虫卵结节。②病兔肠系膜标本：在肠系膜静脉中可见虫体，在大肠中还可见到虫卵结节。

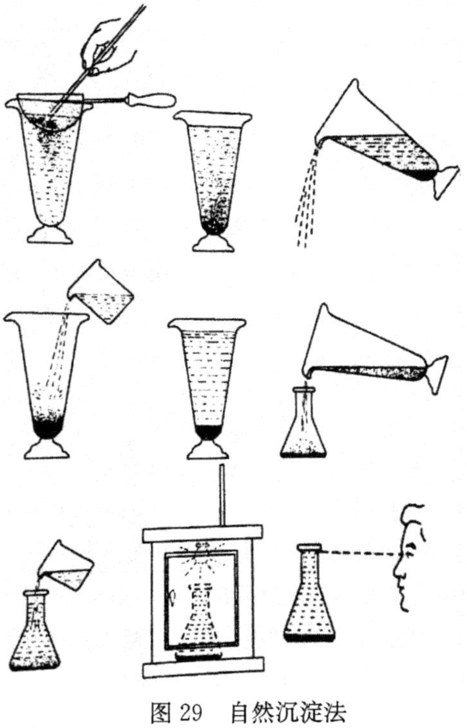

图29 自然沉淀法

4. 技术操作

利用虫卵的比重比水大，因而可用自然沉淀、离心沉淀的方法处理，使虫卵沉降于容器的底部，浓集虫卵，提高检出率。

1）自然沉淀法：以玻棒挑取粪便20～30g，通过40～60目铜筛调匀，滤入盛满清水的锥形玻璃量杯中，静置25min，倾去上层粪液，仅留沉淀物，再加满清水，按每隔20min换水一次，反复3或4次，直至上层液体澄清为止。最后倾去上层液体，取沉淀物于载玻片上镜检。但比重略大于1的原虫包囊、钩虫卵效果欠佳（图29）。

2）离心沉淀法：将粗渣滤去后的沉淀液置于离心机的离心管中，以1500～2000r/min的转速离心1～2min，倾去上清液，再加清水与沉淀物混匀，如此反复3或4次离心，直至上清液清澈为止，倾去上清液，取沉淀物于载玻片上镜检。

3）毛蚴孵化法：取患者粪便约30g，先经沉淀法浓集处理，将所得的沉淀物倒入500ml的三角烧瓶内，加氯水至瓶口，将烧瓶置于25～30℃条件下进行孵化，4～6h后用肉眼或放大镜观察结果，如见水面下有白色点状物进行直线来往游动，即毛蚴。毛蚴运动特点：向光、向上，进行直线运动。必要时可用吸管将毛蚴吸出，置于载玻片上，在显微镜下鉴别（图30）。

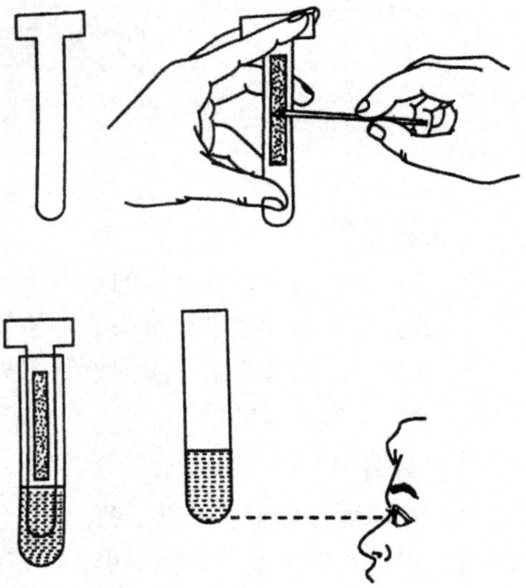

图30 毛蚴孵化法

【实验作业】

按显微镜下所见绘出肝吸虫卵、肺吸虫卵、姜片虫卵、日本血吸虫卵，并注明各部分名称及放大倍数。

实验三　绦　　虫

【实验目的】

掌握带绦虫虫卵、囊尾蚴的形态特征。

掌握猪带绦虫和牛带绦虫头节、孕节的形态区别。

了解猪带绦虫和牛带绦虫的诊断方法。

了解曼氏裂头蚴的形态。

【实验材料】

1）虫卵玻片标本：带绦虫卵。

2）甲醛浸制标本：猪带绦虫、牛带绦虫、曼氏裂头蚴。

3）病理标本。

【实验内容】

1. 形态观察（操作）

1）带绦虫卵：近圆形，棕褐色，直径大小为31～43μm，卵壳薄，常脱落，常看见的为胚膜，胚膜厚而具放射纹，卵内含有许多卵黄物质，成熟的虫卵内含一六钩蚴。

注：牛带绦虫卵与猪带绦虫卵在光学显微镜下难以区别，故统称带绦虫卵。

2）猪带绦虫和牛带绦虫孕节玻片标本：肉眼或放大镜观察，注意孕节的形态及子宫的侧支数，通常猪带绦虫为7～13支，牛带绦虫侧支数为15～30支。

2. 示教标本

1）带绦虫卵。

2）猪囊尾蚴浸制标本：肉眼可见卵圆形、半透明的囊尾蚴，囊中充满囊液，头节为囊壁内陷形成一白色小结节。

3）猪带绦虫、牛带绦虫成虫浸制瓶装标本：肉眼可见虫体长而扁，前端窄、后端宽，注意虫体的长度、颜色、头节、颈节、体节的特征。

4）猪带绦虫头节：为染色玻片标本，圆球形，具顶突，顶突上有两排小钩，往下有4个吸盘。

5）牛带绦虫头节：近方形，具4个吸盘，无小钩。

6）病理标本：囊尾蚴寄生于猪肉、猪心等组织器官中，呈豆粒状，其周围为宿主组织反应形成的薄壁所包绕。囊内有一小白点，是翻卷收缩陷入囊内的头节。

7）曼氏裂头蚴浸制标本：裂头蚴虫体细长，长度为0.2～10cm，乳白色，前端稍大，头节构造与成虫相似，体不分节，有横皱纹。

3. 技术操作

(1) 带绦虫孕节检查法：将带绦虫孕节用生理盐水清洗干净，放于两片载玻片中间，轻轻压平，对着光观察内部结构，可根据子宫分枝数鉴别虫种。也可用注射器插入子宫内注入碳素墨水或卡红染液，待子宫分支染色后计数观察。

(2) 曼氏裂头蚴寄生蛙体的观察

1) 取青蛙一只，用锥子插入其脊髓处死。

2) 用剪刀自蛙的头部纵行剪开皮肤，剥去全部蛙皮，然后在皮下、小腿、大腿、腹部、脊部腰肌等处，依次寻找曼氏裂头蚴。

3) 用钝分离方法小心取出虫体，置于盛有生理盐水的培养皿中。

【实验作业】

按显微镜下所见绘出带绦虫卵，并注明各部分名称及放大倍数。

实验四　原　　虫

【实验目的】

掌握溶组织内阿米巴滋养体和包囊的形态特征。

掌握间日疟原虫、恶性疟原虫在外周血循环中红细胞内各期的形态特征。

了解杜氏利什曼原虫无鞭毛体、前鞭毛体及弓形虫滋养体的形态。

了解阴道毛滴虫的形态特点。

了解疟原虫厚、薄血膜片涂制法。

【实验材料】

1）间日疟原虫、恶性疟原虫薄血膜染色玻片标本。

2）示教标本。

【实验内容】

1. 形态观察（操作）

(1) 间日疟原虫薄血膜染色玻片标本：油镜下查找寄生于红细胞内的间日疟原虫。染色较好的血片中，疟原虫的特点是：细胞核呈深红色，细胞质呈蓝色，疟色素呈黄褐色，薛氏小点呈淡红色。

1）早期滋养体（环状体）：疟原虫的细胞质呈淡蓝色环状，其直径仅为红细胞的1/4～1/3。原虫的细胞核被染成红色，呈点状位于环的一侧，中间为空泡。

2）晚期滋养体（大滋养体）：是环状体进一步发育长大的形态，细胞质呈不规则的阿米巴形。细胞核较粗大，未分裂。注意间日疟原虫自大滋养体以后各发育期被寄生的红细胞胀大而且色淡，并有红色颗粒状薛氏小点出现，原虫细胞质内有黄褐色呈烟丝状的疟色素。

3）未成熟裂殖体：细胞质增多，形态不规则，细胞核亦分裂。胞质内疟色素增多，核数目一般有2～11个。

4）成熟裂殖体：细胞核分裂数目12个以上，细胞质亦分裂，并分别包绕着细胞核。

5）配子体：细胞质占满胀大的红细胞，呈蓝色，细胞核较大，淡红色或深红色，位于虫体中央或偏于一侧，有散大的疟色素分布。

(2) 恶性疟原虫薄血膜染色玻片标本：观察方法如间日疟原虫标本。恶性疟患者外周血液通常只能观察到环状体和配子体，而其他时期滞留在内脏微血管中，一般是观察不到的。其主要特征是被寄生的红细胞不胀大，无薛氏小点。

1）早期滋养体（环状体）：较小而纤细，其直径仅占红细胞的1/6～1/5，常发现在一个红细胞内同时寄生两个以上的小滋养体，有时可见小滋养体寄生于红细胞的边缘，在一个环状体上有两个核。

2）配子体：细胞质呈新月形或香蕉形，细胞核位于中央，疟色素位于核周围，呈颗粒状，受感染的红细胞有时看不见或仅见残余的一部分。

注意：观察原虫血膜涂片时，要注意与血液中的血小板、淋巴细胞、白细胞相鉴别。

2. 示教标本

(1) 间日疟原虫：子孢子、环状体、大滋养体、未成熟裂殖体、成熟裂殖体、配子体。

(2) 恶性疟原虫：环状体、配子体。

(3) 传疟媒介

1) 中华按蚊：为针插标本。体形较大，灰褐色。雌蚊触须具有 4 个白环，翅前缘有两个白斑。为平原地区传播间日疟原虫的主要媒介。

2) 微小按蚊：为针插标本。体形较小，棕褐色，雌蚊触须上具 3 个白环，翅前缘有 4 个白斑。为我国南方山区、丘陵地区疟疾的传播媒介。

(4) 痢疾阿米巴大滋养体（苏木精染色）：大小为 20～40μm，外缘有透明的外质和伪足，内质呈颗粒状，细小而均匀，内有细胞核一个，呈圆形，在内质里，还可见到被吞噬的半消化的红细胞，多被染成黑色。

(5) 痢疾阿米巴小滋养体：大小为 10～20μm，内、外质分界不明显。

(6) 痢疾阿米巴包囊：包囊呈圆形，囊壁不着色，囊内具 1～4 个核。拟染色体为深黑的棒状体，两端钝圆。成熟四核包囊拟染色体已消失。糖元泡在染色过程中被溶解而呈空泡状。

(7) 杜氏利什曼原虫无鞭毛体（利杜体）染色玻片：油镜下可见在巨噬细胞内或游离于细胞之外的圆形或椭圆形小体，即无鞭毛体，虫体很小，直径 2～4μm，仅为红细胞直径的 1/3。细胞质被染成淡蓝色，细胞核大而圆，被染成紫红色，核旁一端可见一杆状红色动基体。

(8) 杜氏利什曼原虫前鞭毛体染色标本：呈梭形，长为 11～16μm，细胞核大而圆，位于虫体中部，前端长出一根游离鞭毛，其长度约等于体长。

(9) 阴道毛滴虫滋养体：呈梨形或卵圆形，平均大小为 20μm×10μm，前端有鞭毛 4 根，后鞭毛 1 根，向后伸展与虫体前半部的一侧波动膜外缘相连，虫体近前端可见椭圆形的细胞核，轴柱一根纵贯虫体，且自末端伸出。

(10) 弓形虫滋养体：香蕉形，一端较尖，一端钝圆，大小平均约为 5.5μm×3μm，经吉姆萨染液染色后，细胞质呈蓝色，细胞核为紫红色，位于虫体中部。

3. 技术操作（图 31）

(1) 疟原虫薄血膜片制作法

1) 用 75%酒精棉球消毒受检者耳垂或指尖和采血针。

2) 待乙醇干后，用采血针迅速刺入耳垂或指尖，以消毒干棉球拭去第一滴血。

3) 取洁净载玻片以其一端表面 1/3 处接触耳垂或指尖，取血一小滴。

4) 另取一边缘光滑的载玻片作为推片，以推片的一端边缘与载玻片上的血滴接触，使血液沿推片边缘散开，保持两载玻片呈 30°～45°，均匀自右向左推成薄血膜。

5) 平置，待血膜片干后，以甲醇数滴固定血膜，待干。

6) 将新稀释的 10～15 倍吉姆萨染液滴于血膜上，染色 30min。

7) 用自来水轻轻冲去染液，将玻片竖直待干，镜检。

(2) 疟原虫厚血膜片制作法

1) 取血一大滴，滴于薄血膜片的右端 1/3 处，以推片的一角，将血滴自内向外作螺形摊开，使之成为直径约 1cm 大小、厚薄均匀的厚血膜。

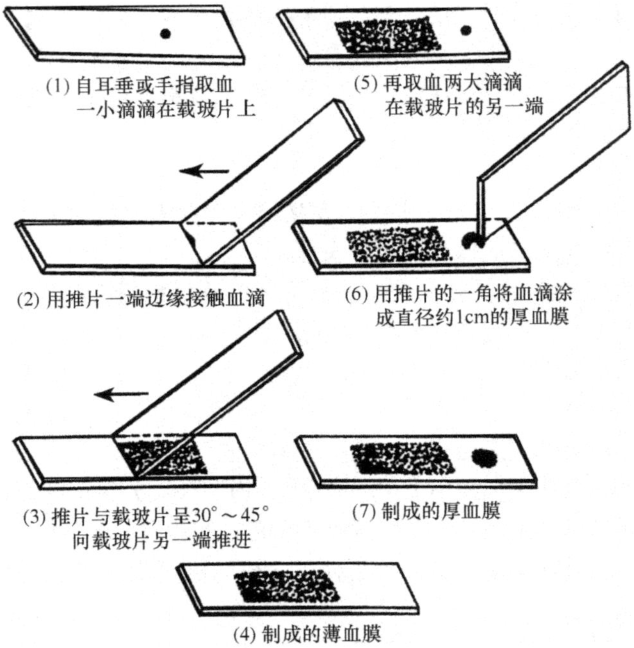

图 31　厚、薄血膜片的制作

2）待厚血膜完全干后，加 2～3 滴清水在厚血膜上使红细胞溶解，待血膜呈灰白色时，去掉血膜上的水，待血膜干后染色（注意薄血膜不要溶血）。

【实验作业】

按显微镜下所见绘出间日疟原虫红细胞内各期的形态和恶性疟原虫的小滋养体及配子体形态。注意要用彩色笔绘图。

综合性实验

肠道菌群的微生物学检查

人体胃肠道内寄居着种类繁多的微生物，这些微生物被统称为肠道菌群。肠道菌群以细菌为主，人体肠道至少包括500～1000种不同的细菌，其细胞数量是人体细胞数量的10倍左右，携带的基因数是人体自身基因的100倍，是机体最庞大、最重要的微生态系统。肠道菌群经过长期的进化，通过个体适应和自然选择，菌群中不同种类之间，菌群与宿主之间，菌群、宿主与环境之间达到动态平衡状态，形成一个互相依存、相互制约的系统。肠道菌群平衡的破坏可引发疾病或者加重病情，引起并发症甚至发生多器官功能障碍综合征和多器官功能衰竭。因此在正常情况下，肠道菌群结构相对平衡和稳定，对宿主的多种重要生理活动，如营养物质的加工、能量平衡、胃肠道发育及机体的免疫功能等有重要意义。

【实验路线】（图32）

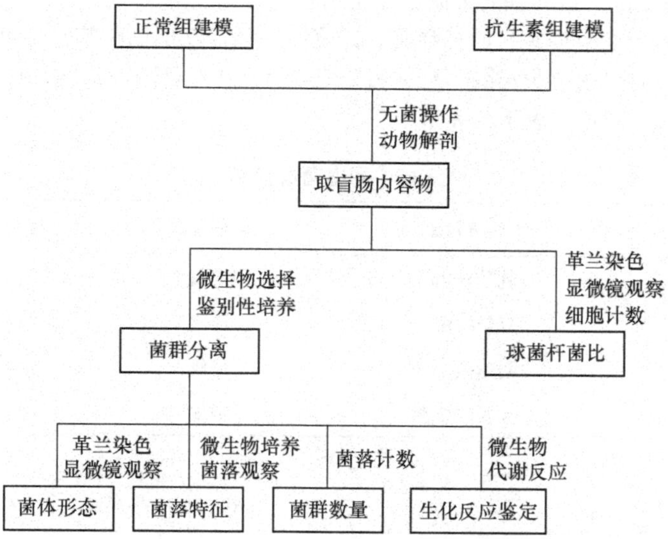

图32　实验路线图

【实验目的】

建立抗生素引起的菌群失调组和正常小鼠组，比较和分析肠道菌群组成结构和变化，掌握肠道几种主要菌群检测的原理、检测的流程和检验结果解读。

【实验材料】

生理盐水，盐酸林可霉素，MRSA培养基，BS培养基，肠球菌培养基，麦康凯培养基，硝酸钠蛋白胨培养基，明胶培养基，七叶苷培养基，乙酸铅培养基，靛基质试剂，硝酸盐还原试验甲液、乙液，3%过氧化氢溶液。

【实验方法】

1. 建立生理盐水灌胃的正常组

每只小鼠每天以 0.6ml 生理盐水灌胃，共灌胃 14 天。全天供给足量饮水，每晚 8 时后禁食，次日 9 时灌胃后供给足量饲料。

2. 构建盐酸林可霉素造成的小鼠肠道菌群失调的抗生素组

每只小鼠每天灌胃 0.6ml 盐酸林可霉素溶液（0.1g/ml），共灌胃 14 天。全天供给足量饮水，每晚 8 时后禁食，次日 9 时灌胃后供给足量饲料。

3. 肠道菌群分析

1）将小鼠断椎处死，固定于解剖板上，常规消毒，正中剪开腹腔，找出回盲部。

2）无菌手法取出盲肠内容物涂于洁净玻片上，革兰染色后（操作详见医学微生物学实验一），镜检计数球菌和杆菌的比例。

3）另取盲肠内容物 0.1g，置于装有玻璃珠的无菌试管内，加 0.9ml 生理盐水，于振荡器上振荡 15min，使盲肠内容物均质化。再用生理盐水自高浓度至低浓度进行 10^{-1} 至 10^{-7} 倍稀释。取稀释液 50μl 涂布于以下各种细菌的固体培养基中，并按各菌种培养要求进行培养，待菌落长出后作为菌落形态观察（操作详见医学微生物学实验一）、革兰染色、生化反应鉴定的待测菌。培养好的细菌经鉴定后进行菌落计数：选择菌落数量适中（一个平板以生长 200～300 个菌落为宜）的稀释度，计算同一稀释度平均菌落数，每克粪便中的 CFU (colony forming unit)＝(菌落数/涂布量)×稀释倍数×稀释液体积/质量，菌群数量经过对数换算，以 lg CFU/g（湿重）表示（表 15）。

表 15 肠道菌群分析

培养基	培养对象	培养方法	培养时间/h
MRSA 培养基	乳酸杆菌	厌氧	48
BS 培养基	双歧杆菌	厌氧	72
球肠菌培养基	肠球菌	需氧	24
麦康凯培养基	大肠埃希菌	需氧	24

4. 生化试验

（1）硝酸盐还原试验

1）原理：有些细菌能将培养基中的硝酸盐还原为亚硝酸盐，在酸性条件下，亚硝酸盐与对位氨基苯磺酸起作用后，再与 α-萘胺反应，生成红色偶氮化合物，由此证明细菌有还原硝酸盐为亚硝酸盐的能力。

2）方法：将待测细菌接种于硝酸钠蛋白胨培养基内，37℃培养 24～96h，加甲液、乙液各 0.1ml，立即观察反应结果。

3）结果：培养基呈红色或紫红色为阳性，不变色为阴性。

注：本试验阴性的原因有：细菌不能还原硝酸盐；亚硝酸盐继续分解，生成氨和氮；培养基不适于细菌的生长。如欲检查培养基中硝酸盐是否未被分解，可再加入少许锌粉，使硝酸盐还原为亚硝酸盐而呈现红色；若仍不产生红色，表示试验为假阴性。

（2）明胶液化试验

1）原理：有些细菌能产生分泌于细胞外的明胶酶，分解明胶为氨基酸，使半固体的明胶培养基成为液体。

2）方法：将待测细菌穿刺接种于明胶培养基，于20℃培养7天。

3）结果：逐日观察明胶液化现象。如部分或全部明胶凝块在20℃以下变为可流动的液体，则为明胶水解阳性。

注：如室温高，培养基自行熔化时，可于4℃冰箱内放置30min，然后取出观察结果，不再凝固时为阳性。

（3）触媒试验

1）原理：触酶又称为过氧化氢酶，具有过氧化氢酶的细菌，能催化过氧化氢生成水和新生态氧，继而形成分子氧、出现气泡。

2）试剂：3%过氧化氢溶液。

3）方法：用接种环挑取细菌培养物于洁净的试管内或玻片上，然后加3%过氧化氢数滴，立即观察结果。

4）结果：有大量气泡产生者为阳性。不产生气泡者为阴性。

注意：3%过氧化氢溶液要新鲜配制。

（4）七叶苷水解试验

1）原理：有的细菌可将七叶苷分解成葡萄糖和七叶素，七叶素与培养基中柠檬酸铁的铁离子反应，生成黑色的化合物，使培养基呈黑色。

2）方法：将待检菌接种于七叶苷培养基中，培养后观察结果。

3）结果：培养基变为黑色为阳性，不变色者为阴性。

（5）硫化氢产生试验：详见医学微生物学实验二：细菌的人工培养。

（6）靛基质产生试验：详见医学微生物学实验二：细菌的人工培养。

以上生化反应试验均取对数生长期的细菌作为供试菌。

【结果观察】

1. 球菌杆菌比

临床对肠道菌群状况分析以球菌与杆菌比例的方式报告，简称球菌杆菌比，参考值为1∶3（成人）。如结果在参考范围内，表明菌群结构正常；如果球菌杆菌比例大于1∶3，表明菌群失调，比值越大，失调越严重。

2. 显微镜观察各细菌形态及染色性

乳酸杆菌：形态多样，从细长状到弯曲形及短杆状，无芽孢，革兰染色阳性。

双歧杆菌：形态多样，有直、弯、分叉或棒状等，呈Y、V字样排列，无芽孢，革兰染色阳性，着色不匀。

肠球菌：呈球形或卵圆形，成对、短链、长链或成堆排列，无芽孢，革兰染色阳性。

大肠埃希菌：呈杆状，无芽孢，革兰染色阴性。

3. 菌落形态观察

乳酸杆菌：菌落中央凸起、边缘整齐、半透明状，大小为0.5～3mm。厌氧生长。

双歧杆菌：菌落为圆形、光滑、不透明，大小为0.7～2mm。厌氧生长。

肠球菌：菌落细小、光滑、凸起、灰白色、不透明，大小为0.5～1.2mm。需氧培养。

大肠埃希菌：在麦康凯培养基上形成紫色带金属光泽的菌落，菌落光滑、凸起、边缘整齐、半透明。需氧培养。

生化反应鉴定见表16。

表16 生化反应鉴定

菌种	硝酸盐还原试验	明胶液化试验	七叶苷水解试验	触媒试验	硫化氢产生试验	靛基质产生试验
乳酸杆菌	－	－	－	－	－	－
双歧杆菌	－	－	－	－	－	－
肠球菌	－	－	＋	－	－	－
大肠埃希菌	－	－	－	－	－	＋

注：－表示革兰染色阴性；＋表示革兰染色阳性

【注意事项】

1）尽管粪便标本是杂菌混生，但仍严格遵从无菌操作，避免环境微生物对样本的污染，给实验结果带来误差。

2）肠道菌群绝大多数是厌氧微生物，用于厌氧培养的标本采集及送检过程中尽量避免接触空气，并且立即送检。

自主设计实验及范例

医学免疫学与病原生物学的课程具有很强的理论性和实践性。实验是教学的重要组成部分，但是传统的实验教学以验证性和演示性实验为主，这种模式的优点是目的明确，使学生在短时间内掌握实验的基本原理和实验技能。但不足也显而易见，实验中学生处于被动的局面，缺乏学习的主动性和创造性，理论知识无法与实际相联系。

21 世纪的医学教育模式面临更多的创新与发展，素质教育已经成为各医学院校教学努力的方向，创新意识的培养和提高学生解决问题的能力是素质教育的两个重点。素质教育与基础医学教育中的实验教学紧密相关，在掌握理论知识和基础实验的前提下，很有必要开设自主设计实验课。自主设计实验是根据以往讲解的知识内容，理论联系实际，启发学生根据现有的实验条件，自主设计实验方案，经老师审核后自主开展实验。从实验方案的设计到实验的具体实施，需要综合、灵活运用本学科及其他学科的理论知识，达到“主动吸收”知识的效果。实验中遇到问题，学生可查阅文献资料，和老师交流与讨论，提出解决问题的方案，将知识以最快的速度应用于实践，激发其学习的积极性，明显提高其分析和解决问题的能力。实验中学生经历了从立题、设计、论证、实施、实验数据处理、结果分析、论文书写的全过程，了解了科学研究的基本程序，得到了从感性到理性的升华、内化，为他们今后从事科学研究奠定基础。

一、实施原则

1. 自主性

自主设计实验从实验方案的设计到实验的具体实施都由学生一手设计，给予学生充分发挥的空间，目的就是使学生自主学习的积极性得到充分的激发和保护，促使其积极开拓思维，达到“主动吸收”知识的效果。

2. 主体性

自主设计实验中，教师虽然起了很大的指导作用，但必须明确学生才是学习的主体，学生的成长与发展必须依赖其自身的主观努力，任何外在影响因素只有转化为内在需求，使其产生强烈的追求欲望，才能激发其最大的驱动力。实验中教师应运用启发式教学方法，引导学生求知和解决问题，而不是简单地告诉他们答案，要始终保持以学生为主体的学习和探索方式。

3. 参与性

自主设计实验的主要意义不在于得到多么创新、重大的实验结果，而是强调每位学生参与这个过程而获得的学习欲望、实验能力和科学精神，每位学生只要积极、认真参与实验，即使实验失败，也会有所收获。为了避免某些学生无作为和蒙混过关，可以考虑在实验考核中，团队成员自述在团队中的角色和作用，由教师和其他团队根据实验分工的实施情况来定位个人表现。

二、课题选择

1. 意义性

自主设计实验课题要体现创新思维，对基本理论、基本知识、基本技能要具备综合甚至是跨学科地运用，反映理论知识联系到实际应用的转换能力，选题避免简单、重复、流于形式化。

2. 科学性

自主设计实验课题要求进行创新和探索，使学生能够打开思路，将知识灵活运用，但是立题必须有理论基础，课题假设必须有科学依据，切忌凭空想象、天马行空，导致实验无法实施或误入歧途。

3. 可行性

设计课题除了考虑理论可行外，还要考虑实验室是否具备所需的实验仪器、实验材料是否方便获得或购买、实验技术是否掌握、是否能在规定时间完成等，只有充分考虑这些关键因素，才能保证课题的顺利实施。

三、实 验 方 法

1. 实验准备

在《医学免疫学与病原生物学》第一次实验课时老师就把自主设计实验的思路和要求告诉学生，分发相关资料供学生自学（包括文献检索、课题设计技巧、往届学生实验设计案例分析、课题申请书撰写要求等）。让学生明确思想，准备好理论知识和实验技能。

2. 设计实验方案

随着医学免疫学与病原生物学理论及实验的学习，学生既掌握了基本的知识，也掌握了一些实验技术。在学期中后阶段，学生根据兴趣和特长组成团队，用两周时间设计一个与课程相关的实验方案。初步方案完成后由指导教师根据实验室条件及实验方案的可行性等提出修改意见。根据教师修改意见，学生进行修改。

3. 实验操作

学生根据自己设计的实验方案，在实验室规定开放时间内，利用课余时间到实验室进行实验。实验老师负责实验室安全和管理，为学生提供所需的实验材料、仪器等，但实验试剂、培养基等要求学生自行配制，实验器具要自行清洗、灭菌。指导老师负责指导实验过程，帮助学生顺利完成实验。自主设计实验一般要求 2～3 周基本完成。

4. 实验总结

实验完成后，在教师指导下按照要求完成论文写作。重点强调 4 个方面的内容：实验意义、材料和方法、实验结果、分析讨论，并将其制作成幻灯片，每组选派一位组员陈述实验内容，由教师和其他学生进行提问，对实验设计和实验实施的情况进行评价和评分。

自主设计实验范例

题目：中药抑菌空气清新剂的研制

实验组成员：李志城，王晓彤，林海雄，陈素虹，陈跃虹

一、意义和研究现状

近年，我国多座城市出现的雾霾天气让人们对环保及空气净化愈加重视。空气是致病微生物传播的重要途径，据报道世界上有14种传染病经空气传播[1]。

空气抑菌消毒是室内公共环境特别是医院和生活居住场所预防疾病、防止交叉感染的重要措施。目前常用的空气抑菌消毒方法有紫外灯照射、臭氧发生器等物理方法，以及84消毒液、过氧化氢、甲醛等化学制剂。这些方法能够杀灭致病微生物，作用快速，有效浓度低，有较好的效果，但也有一定的缺陷，如有毒性、刺激性、金属腐蚀性、持续效果差。许多制剂本身又构成污染物，不同程度地影响人体健康，以致消毒时所有人员必须离开；消毒后异味不能很快消除，长期使用会产生人体蓄积中毒的危险等。

空气清新剂是由乙醇、香精、去离子水等成分组成，通过散发香味来掩盖异味，减轻人们对异味不舒服的感觉，但不能从根本上消除异味，而且本身就是一种污染物质。空气清新剂中含有的有机物，大多会引起过敏，对呼吸道会产生一些强烈刺激，还可能刺激人的神经系统、影响儿童的生长发育等。

中药抑菌组分制成的中药空气清新抑菌剂，具有以下特色。

1）根据中医理论，选用芳香化湿、清热、解表类中药制成安全无毒、纯天然的中药抑菌空气清新剂，在清新空气的同时，对流行性感冒、肺炎、痢疾、肠炎等疾病均能起到一定的预防作用。

2）中药抑菌空气清新剂是由纯天然提取物制成，不含人工合成的化学成分，不会对环境造成人为污染，该产品符合人们对绿色环保理念的心理需要。

中药空气清新抑菌剂在使用时，不仅不会造成环境污染，而且能达到使人神清气爽，预防感冒、肺炎、肠炎等疾病发生的目的。虽然国内研制中药空气清新抑菌剂的方法正在不断趋于完善，但目前市场上仍未出现成功的中药抑菌空气清新剂。中药抑菌空气清新剂具备广阔的应用前景。

本实验在现已研制的中药空气清新抑菌剂[2]方法的基础上，根据中医药理论，结合现代药理研究，以苍术等中药为处方，提取处方中各药抑菌的有效成分，筛选配伍比例，制成中药抑菌空气清新剂，以健康、环保的方式达到抑菌和清新空气的目的。

参考文献

[1] 李庆月，赵亚如. 基层医院空气消毒方法的调查. 中华医院感染杂志，1998，8（1）：47

[2] 范张姣. 中药空气清新抑菌剂的研究. 太原：山西医科大学，2012

二、研究内容

经空气传播致病微生物引发的传染病属中医“温病”范畴，尽管疾病种类多样，表现复杂，但按其病因性质可分为湿热和温热两大类。中药抑菌空气清新剂主要以祛湿清热等“祛邪法”为法则，以芳香化湿、清热解毒两类中药为主，将中药抑菌组分按照一定配比制成中药抑菌空气清新剂。人们在使用中不会造成环境污染，而且能达到神清气爽，预防感冒、肺炎、肠炎等疾病发生的目的。对于芳香类中药材，其挥发性成分大多有特定的芳香气味，既满足了清新空气的要求，挥发油本身又具有一定的抗菌抗病毒的作用。

本实验选取多种清热化湿中药为组方，提取组方中各药抑菌的有效成分，筛选配伍比例，制成中药抑菌空气清新剂，并通过抑菌实验验证中药空气清新剂的杀菌效果。

三、可行性分析

1）无菌操作和抑菌作用的测定。通过前阶段《医学免疫学与病原生物学》理论学习和基本实验的操作，实验组成员已具备相应的理论基础和操作技能。

2）自行研制药物制剂要求具备专业的知识和技术。实验组成员已学习相关药物制剂的课程，基本掌握药物制剂的方法和技术，能保障这部分实验顺利实施。

3）实验材料和实验设备。实验中涉及的菌种在实验室都有保存，培养基等实验材料或实验室已有，或可方便购买，所需的实验设备实验室也能满足使用要求，因此客观条件满足实验开展的需要。

四、实验方法

实验材料：①供试菌株。②培养基。③试剂配制。④中药材。⑤实验设备。

实验操作步骤：①药材成分提取。②纸片法抑菌作用的测定。③最低抑菌浓度（MIC）的确定。④最低杀菌浓度（MBC）的确定。⑤各药材抗菌组分配伍关系研究。⑥中药抑菌空气清新剂制备。⑦抑菌效果评价。

五、实验安排

2014 年 5 月 20 日～22 日：供试菌活化、培养，试剂和培养基等配制、灭菌，实验器皿灭菌待用。

2014 年 5 月 23 日至～26 日：药材成分提取。

2014 年 5 月 27 日至～31 日：进行抑菌实验。

2014 年 6 月 1 日至～6 日：中药抑菌空气清新剂组分配伍及制备。

2014 年 6 月 7 日至～9 日：抑菌效果评价。

指导教师点评

该实验能够把自己所学的微生物学和中药学知识结合起来，灵活应用从而解决当前我国空气污染问题，把握当今热点，解决实际问题，具有综合性强、实用性强的特点，值得表扬。实验思路清晰完整，实验设计合理，充分考虑可实现的实验条件，对实验可行性有较大的保障，取得预期成果的可能性较大。

附　　录

一、常用培养基配制

【肉浸液琼脂】

1. 成分

肉浸液肉汤（pH7.4）　　1000ml

琼脂　　17～20g

2. 制法

加热熔化琼脂，分装于烧瓶或试管中，121℃高压灭菌20min。根据需要倾注平板或制成斜面。

【血琼脂平板】

1. 成分

牛肉浸出液　　1000ml

蛋白胨　　10g

氯化钠　　5g

琼脂　　15g

无菌脱纤维羊血或兔血　　60ml

pH7.2～7.4。

2. 制法

将前4种成分混合，加热熔化，校正pH，置于三角烧瓶内，121℃高压灭菌20min。冷却至约50℃，以无菌操作加入脱纤维羊血或兔血，混匀，倾注平板。

【巧克力平板】

1. 成分

牛肉浸出液　　1000ml

蛋白胨　　10g

氯化钠　　5g

琼脂　　15g

无菌脱纤维羊血或兔血　　60ml

pH7.2～7.4。

2. 制法

将前4种成分混合，加热熔化，校正pH，置于三角烧瓶内，121℃高压灭菌20min。待80～90℃时，以无菌操作加入脱纤维羊血或兔血，混匀后置于90℃水浴15min，使其呈巧克力色。取出，倾注平板。

【营养琼脂】

1. 成分

蛋白胨　　10g

牛肉膏	5g
氯化钠	5g
琼脂	15～20g
蒸馏水	1000ml

2. 制法

将除琼脂以外的各成分溶解于蒸馏水内，校正 pH 至 7.2～7.4。加入琼脂，加热煮沸，使琼脂熔化。分装于烧瓶内，121℃高压灭菌 20min。

【营养肉汤】

1. 成分

蛋白胨	10g
牛肉膏	5g
氯化钠	5g
蒸馏水	1000ml

pH7.4。

2. 制法

按上述成分混合，溶解后校正 pH，121℃高压灭菌 20min。

【麦康凯琼脂】

1. 成分

蛋白胨	17g
脲胨	3g
猪胆盐（或牛、羊胆盐）	5g
氯化钠	5g
琼脂	17g
蒸馏水	1000ml
乳糖	10g
0.01%结晶紫水溶液	10ml
0.5%中性红水溶液	5ml

2. 制法

1）将蛋白胨、脲胨、胆盐和氯化钠溶解于 400ml 蒸馏水中，校正 pH7.2，将琼脂加入 600ml 蒸馏水中加热溶解。将两液合并，分装于烧瓶内，121℃高压灭菌 20min 备用。

2）临用时加热熔化琼脂，趁热加入乳糖，冷却至 50～55℃时，加入结晶紫和中性红水溶液，摇匀后倾注平板。

注：乳糖、结晶紫及中性红水溶液配好后需经高压灭菌。

【糖发酵管】

1. 成分

牛肉膏	5g
蛋白胨	10g
氯化钠	3g
磷酸氢二钠（$Na_2HPO_4 \cdot 12H_2O$）	2g
0.2%溴麝香草酚蓝溶液	12ml

蒸馏水　　1000ml

pH7.4。

2. 制法

各种糖发酵管按上述配方制好后，121℃高压灭菌 20min。另将各种糖类分别配成 10%溶液，112.6℃高压灭菌 30min。将 5ml 糖溶液加入 100ml 培养基内，以无菌操作分装于小试管内。

注：蔗糖不纯，加热后会自行水解，应采用过滤法除菌。

【缓冲葡萄糖蛋白胨水】（MR 和 V-P 试验用）

1. 成分

磷酸氢二钾	5g
多胨	7g
葡萄糖	5g
蒸馏水	1000ml

pH7.0。

2. 制法

溶解后校正 pH，分装于试管内，每管 1ml，121℃高压灭菌 20min。

【营养明胶】

1. 成分

蛋白胨	5g
牛肉膏	3g
明胶	120g
蒸馏水	1000ml

pH6.8～7.0。

2. 制法

加热溶解，校正 pH7.4～7.6，分装于小管内，112.6℃高压灭菌 30min，取出后迅速冷却，使其凝固。复查最终 pH 应为 6.8～7.0。

【硝酸盐培养基】

1. 成分

硝酸钾	0.2g
蛋白胨	5g
蒸馏水	1000ml

pH7.4。

2. 制法

溶解上述配方成分，校正 pH，分装于试管内，每管约 5ml，121℃高压灭菌 20min。

硝酸盐还原试剂。甲液：将对氨基苯磺酸 0.8g 溶解于 100ml 2.5mol/L 乙酸溶液中。乙液：将甲萘胺 0.5g 溶解于 100ml 2.5mol/L 乙酸溶液中。

【葡萄糖蛋白胨水培养基】

1. 成分

蛋白胨	0.5g
葡萄糖	0.5g

磷酸氢二钠	0.5g
蒸馏水	100ml

2. 制法

将上述成分混合熔化后调节 pH 至 7.0，分装于试管内，112.6℃高压灭菌 30min 备用。

【乙酸铅琼脂培养基】

1. 成分

普通琼脂培养基	100ml
硫代硫酸钠	0.25g
乙酸铅溶液（10%）	1ml

2. 制法

先熔化普通琼脂培养基，冷却至 60℃后加入硫代硫酸钠，调节 pH 为 7.2，煮沸过滤，115℃高压灭菌 15min，取出后冷却至 60℃，经无菌操作加入已灭菌的 10%乙酸铅溶液 1ml，混匀后分装于小试管内，直立凝固后备用。

【尿素培养基】

1. 成分

蛋白胨	0.1g
氯化钠	0.5g
磷酸二氢钾	0.2g
琼脂	2.0g
蒸馏水	100ml
酚红溶液（0.6%）	0.2ml
葡萄糖溶液（10%）	0.1ml
尿素液体（20%）	1ml

2. 制法

在蒸馏水内加热熔化蛋白胨、氯化钠、磷酸二氢钾和琼脂，调节 pH 至 7.4，过滤后加入 0.6%酚红溶液混匀，121℃高压灭菌 20min，取出冷却至 60℃，经无菌操作加入已灭菌的 10%葡萄糖溶液和 20%尿素，分装于小试管内，凝成斜面备用。

【伊红亚甲蓝琼脂平板】（EMB 琼脂）

1. 成分

蛋白胨	10g
磷酸二氢钾	2g
琼脂	20g
乳糖溶液（20%）	50ml
伊红溶液（2%）	20ml
亚甲蓝溶液（0.5%）	20ml
蒸馏水	1000ml

2. 制法

将蛋白胨和磷酸二氢钾加热熔化于蒸馏水中，调节 pH 为 7.6，加入琼脂，煮沸熔化、过滤后，分装于三角瓶中，121℃高压灭菌 20min，以无菌操作按量加入经 112.6℃高压灭菌 30min 的乳糖、伊红亚甲蓝溶液，混匀后倾注平板备用。

【SS 琼脂培养基】

1. 成分

牛肉膏	5g
蛋白胨	5g
胆盐	10g
柠檬酸钠	8.5g
硫代硫酸钠	8.5g
琼脂	20g
柠檬酸铁	1g
煌绿溶液（0.1%）	0.33ml
中性红溶液（1%）	2.5ml
蒸馏水	1000ml

2. 制法

将上述各成分（除琼脂、煌绿与中性红外）加热熔化于蒸馏水中，调节 pH 至 7.0，加入琼脂，煮沸熔化、过滤后，分装于三角瓶中，121℃高压灭菌 20min。待冷却至 60℃再加入已灭菌的煌绿与中性红溶液，摇匀，倾注平皿内，待凝固备用。

【罗氏培养基】

1. 成分

基础液：谷氨酸钠	1.8g
磷酸二氢钾	1.2g
硫酸镁	0.12g
柠檬酸镁	0.3g
丙三醇	6ml
葡萄糖	0.3g
蒸馏水	300ml

全卵液：新鲜鸡蛋洗净后 75%乙醇中浸泡 30min，晾干后使用。以无菌操作方式制备匀化全卵液，并用双层以上无菌纱布过滤去除不能匀化的膜状物。

2. 制法

基础液各成分充分溶解后，加入土豆粉 6g，摇匀，加热 5min，在加热时不断地剧烈摇动，否则结块。待冷却到 40～50℃时，加入 500ml 全卵液充分摇匀。加入已经高压灭菌的 2%孔雀绿 10ml，摇匀，静置 5min，进行分装。呈斜面放置于干燥箱（内置双蒸水保持一定湿度）85℃，1.5h。冷却后，37℃无菌试验 24h。培养基斜面颜色鲜艳，表面光滑无气泡，4℃保存，一个月内使用。

【柯索夫（Korthof）培养基】（螺旋体培养基）

1. 成分

蛋白胨	0.40g
氯化钠	0.70g
磷酸二氢钾	0.09g
磷酸氢二钾	0.48g
氯化钾	0.02g

氯化钙	0.02g
蒸馏水	500ml
兔血清（无菌）	50ml

2. 制法

除兔血清外将上述成分溶解摇匀，调节 pH 至 7.2，121℃高压灭菌 20min，待冷却后加入无菌兔血清。

【双糖含铁培养基】

1. 成分

(1) 上层（固体）

蛋白胨	1g
琼脂	1.6g
牛肉膏	0.3g
乳糖	1g
氯化钠	0.5g
0.4%酚红	0.6ml
硫代硫酸钠	0.02g
硫酸亚铁	0.02g
蒸馏水	100ml

(2) 下层（半固体）

蛋白胨	1g
琼脂	0.3g
牛肉膏	0.3g
葡萄糖	0.1g
氯化钠	0.5g
0.4%酚红	0.6ml
蒸馏水	100ml

2. 制法

除琼脂和酚红外，将其余各成分溶解于水，校正 pH 至 7.6。加入琼脂煮沸，再加入酚红水溶液，摇匀。上层和下层各成分分别混合后，经 121℃高压灭菌 20min，趁下层培养基处于溶解状态分装于无菌试管内，直立于冷水中使其凝固，待凝固后，在每管培养基上加入上层培养基，使其凝成斜面。

【改良马丁琼脂培养基】

1. 成分

蛋白胨	5g
磷酸氢二钾	1g
酵母浸出粉	2g
硫酸镁	0.5g
葡萄糖	20g
蒸馏水	1000ml

2. 制法

除葡萄糖外，取其他成分加入水中，微温完全溶解后，校正 pH 至 6.8，煮沸，加入葡萄糖溶解后，摇匀、过滤、分装，115℃高压灭菌 30min。

【沙保培养基】

1. 成分

葡萄糖	40g
蛋白胨	10g
琼脂	20g
蒸馏水	1000ml

2. 制法

将上述成分混合后，加热至完全溶解，校正 pH 至 5.6，115℃高压灭菌 30min。使用前加入 0.1g 青霉素钠及 0.1g 四环素灭菌溶液。

【胆盐乳糖增菌培养基】

1. 成分

蛋白胨	20g
磷酸二氢钾	1.3g
氯化钠	5g
牛胆盐	1.3g
磷酸氢二钾	4g
乳糖	5g
蒸馏水	1000ml

2. 制法

除乳糖和牛胆盐外，将其他成分混合，微温溶解，校正 pH 至 7.4，过滤，加入乳糖、胆盐溶液，115℃高压灭菌 30min。

【柠檬酸盐培养基】

1. 成分

无水柠檬酸钠	2g
氯化钠	5g
硫酸镁	0.2g
0.4%溴麝香草酚蓝	20ml
磷酸氢二钾	1g
琼脂	15g
蒸馏水	1000ml

2. 制法

除琼脂和溴麝香草酚蓝外，将其他各成分混合，微温溶解，调整 pH 为 7.0～7.2，加琼脂煮沸溶解，过滤，加入溴麝香草酚蓝溶液，混合后分装，121℃高压灭菌 20min，制成斜面。

【蛋白胨水培养基】

1. 成分

蛋白胨	10g
氯化钠	5g
蒸馏水	1000ml

2. 制法

将上述各成分加热溶解后，校正 pH 至 7.0～7.2，过滤、分装，121℃高压灭菌 20min。

【乳糖发酵培养基】

1. 成分

蛋白胨	0.2g
氯化钠	0.3g
0.4%溴麝香草酚蓝	0.6ml
乳糖	5g
蒸馏水	1000ml

2. 制法

除乳糖和指示剂外，将其他各成分混合，校正 pH 至 7.4，加入乳糖和指示剂，混匀后分装于小试管中，115℃高压灭菌 30min。

【卵黄高盐琼脂培养基】

1. 成分

蛋白胨	6g
氯化钠	30g
牛肉浸出粉	1.8g
琼脂	23g
10%氯化钠卵黄液	100ml
蒸馏水	650ml

2. 制法

1）将蛋白胨、牛肉浸出粉、氯化钠加入蒸馏水中，加热溶化，校正 pH 为 7.4～7.6，加入琼脂，加热熔化，过滤，121℃高压灭菌 20min。待冷却至 60℃时，加入氯化钠卵黄液，混匀后倾注平皿。

2）10%氯化钠卵黄液制法：取新鲜鸡蛋，用碘酒及乙醇将外壳消毒后，开一小孔，弃去蛋清，将蛋黄置于盛有玻璃珠的 10%氯化钠水溶液 100ml 的三角瓶中，摇匀制成悬液。

二、常用染色液配制

【革兰染色法】

1. 结晶紫染色液

（1）成分

结晶紫	1g
95%乙醇溶液	20ml
1%草酸铵水溶液	80ml

（2）制法

将结晶紫溶解于乙醇中，然后与草酸铵溶液混合。

2. 革兰碘液

（1）成分

碘	1g
碘化钾	2g
蒸馏水	300ml

(2) 制法

将碘与碘化钾先进行混合，加入少许蒸馏水，充分振摇，待完全溶解后，再加蒸馏水至300ml。

3. 沙黄复染液

(1) 成分

沙黄	0.25g
95%乙醇	10ml
蒸馏水	90ml

(2) 制法

将沙黄溶解于乙醇中，然后用蒸馏水稀释。

注：①新配制的染液应先用已知的革兰阳性菌和阴性菌（通常用金黄色葡萄球菌与大肠埃希菌的16h培养物）进行对照试验，以检查染色液的质量。②结晶紫与草酸铵溶液混合不能保存太久，如有沉淀则需重新配制。

【抗酸染色法】（萎-纳二氏法）

1. 碳酸品红染色液

(1) 成分

碱性品红	0.3g
95%乙醇溶液	10ml
5%酚溶液	90ml

(2) 制法

将品红溶解于乙醇中，然后与酚溶液混合。

2. 3%盐酸-乙醇

(1) 成分

浓盐酸	3ml
95%乙醇溶液	97ml

(2) 制法：将以上两种溶液混合。

3. 吕氏碱性亚甲蓝染色液

(1) 成分

亚甲蓝	0.3g
95%乙醇溶液	30ml
0.01%氢氧化钾溶液	100ml

(2) 制法：将亚甲蓝溶解于乙醇中，然后与氢氧化钾溶液混合。

【奈瑟（Neisser）染色液】

1. 第一液

(1) 成分

亚甲蓝	0.01g
95%乙醇	5ml
冰醋酸	5ml
蒸馏水	100ml

(2) 制法：将亚甲蓝研碎溶于乙醇内，将冰醋酸加于蒸馏水内，再将冰醋酸溶液加于亚甲蓝溶液中混合，24h后用滤纸过滤备用。

2. 第二液

(1) 成分

结晶紫	1g
95%乙醇	10ml
蒸馏水	300ml

(2) 制法：将以上3种成分混合溶解后，过滤备用。染色前将2份第一液与1份第二液混合，用此混合液染色。

3. 第三液

(1) 成分

黄吡精	2g
蒸馏水	300ml

(2) 制法：将黄吡精溶于热的蒸馏水中，趁热过滤备用。

【阿尔培脱（Albert）染色液】

1. 第一液

(1) 成分

甲苯胺蓝	0.15g
95%乙醇	2ml
孔雀绿	0.2g
冰醋酸	1ml
蒸馏水	100ml

(2) 制法：将甲苯胺蓝和孔雀绿置于研钵中，加乙醇研磨使之溶解，再加入蒸馏水和冰醋酸，混合后储入瓶中，置于室温过夜，用滤纸过滤后备用。

2. 第二液

(1) 成分

碘	2g
碘化钾	3g
蒸馏水	300ml

(2) 制法：先将碘和碘化钾溶入少量水中，充分振摇，待完全溶解后再加水至300ml。

【镀银染色液】（Fontana 染色液）

1. 固定液

成分

冰醋酸	1ml
甲醛	2ml
蒸馏水	100ml

2. 媒染液

成分

鞣酸	5g
苯酚	1g
蒸馏水	100ml

3. 硝酸银溶液

（1）成分

硝酸银　5g

蒸馏水　100ml

（2）制法：临用前取硝酸银溶液 20ml，逐滴慢慢滴入 10%氨水，开始生成褐色沉淀，再继续滴加氨水至沉淀溶解微现乳白色为宜。若加氨水过多，则液体转清，此时可加入硝酸银溶液，至溶液仍微现乳白色为度。

【吉姆萨-瑞氏染液】

1. 成分

瑞特粉　0.3g

吉姆萨粉　0.03g

2. 制法

将上述成分置于研钵中研细，再逐滴加入甲醇 100ml，混匀后倒入棕色瓶中，塞紧瓶口充分振荡，于室温待其溶解后使用。

三、常用试剂配制

【Hank's 液】

1. 成分

A 液：	NaCl	80.0g
	KCl	4.0g
	$CaCl_2$	1.4g
	$MgSO_4 \cdot 7H_2O$	2.0g
	蒸馏水	450ml
B 液：	$Na_2HPO_4 \cdot 12H_2O$	1.52g
	KH_2PO_4	0.6g
	葡萄糖	10g
	蒸馏水	450ml
C 液：	1%酚红溶液	16ml

2. 制法

将 B 液缓慢加入 A 液中，边加边搅拌，然后加入 C 液，补足蒸馏水至 1000ml。此为浓缩 10 倍的 Hank's 母液，可加入 2ml 氯仿防腐，置于 4℃冰箱保存备用。使用时加 10 倍蒸馏水稀释，然后用 $NaHCO_3$ 校正 pH 至 7.2～7.4，高压灭菌不超过 115℃。

【Alsever 氏血液保存液】

1. 成分

葡萄糖　2.05g

柠檬酸钠　0.8g

氯化钠　0.42g

2. 制法

加蒸馏水至 100ml，8lb/寸（in）（1 寸=1/30m）灭菌 10min，于 4℃冰箱保存备用。

【0.25%胰蛋白酶溶液】

1. 成分

胰蛋白酶	1.25g
Hank's 溶液	500ml

2. 制法

将胰蛋白酶加入 Hank's 溶液中，溶解混匀后过滤除菌，分装保存，于－20℃低温冰箱中备用。

【甲基红试剂】

1. 成分

甲基红	0.04g
95%乙醇	60.0ml
蒸馏水	40.0ml

2. 制法

先将 0.04g 甲基红溶于 95%乙醇中，然后加入蒸馏水即可。

【吲哚试剂】

1. 成分

二甲基氨基苯甲醛	2.0g
95%乙醇	190.0ml
浓盐酸	40.0ml

2. 制法

先将 2.0g 对二甲基氨基苯甲醛溶于 95%乙醇中，然后缓慢加入浓盐酸 40.0ml。

【磷酸盐缓冲液】(PBS，pH 7.4 0.01mol/L)

1. 成分

Na_2HPO_4	1.15g
NaH_2PO_4	0.228g
NaCl	9g
蒸馏水	1000ml

2. 制法

将上述成分充分溶解于 1000ml 蒸馏水后，用 1mol/L NaOH 或 HCl 校正 pH 为 7.4 即可。

【转/分 I-1640 细胞培养液】

1. 转/分 I-1640 细胞培养液

(1) 成分

A 液：	转/分 I-1640	20.8g
	蒸馏水	1800ml
B 液：	HEPES	11.915g
	蒸馏水	50ml

(2) 制法：将 A 液与 B 液分别溶解后，混合在一起，补充蒸馏水至 1920ml，用 0.22μm 微孔滤膜过滤分装，置于 4℃冰箱保存备用。

2. *L*-谷氨酰胺溶液（200mmol/L）

（1）成分

L-谷氨酰胺	2.922g
蒸馏水	100ml

（2）制法：将*L*-谷氨酰胺于蒸馏水中溶解，过滤除菌，分装后，置于4℃冰箱保存备用。

3. 青霉素、链溶液（1万U/ml）

（1）成分

青霉素	100万U
链霉素	100万μg
无菌蒸馏水	100ml

（2）制法：将青霉素与链霉素溶解，无菌条件下分装后，置于4℃冰箱保存备用。

4. 两性霉素B溶液（25g/ml）

（1）成分

两性霉素B	2.5mg
蒸馏水	100ml

（2）制法：溶解后，过滤除菌，分装后，置于4℃冰箱保存备用。

5. 无血清转/分I-1640细胞培养液

（1）成分

转/分I-1640培养液	100ml
L-谷氨酰胺溶液（200mmol/L）	1ml
青霉素、链霉素溶液（1万U/ml）	1ml
7.5% $NaHCO_3$	2.8ml

（2）制法：混匀后即可。

6. 转/分I-1640完全培养液

（1）成分

转/分I-1640培养液	100ml
L-谷氨酰胺溶液（200mmol/L）	1ml
青霉素、链霉素溶液（1万U/ml）	1ml
7.5% $NaHCO_3$	2.8ml
两性霉素B溶液（25g/ml）	1ml
1%酚红溶液	1ml

（2）制法：混匀后加入1%酚红溶液，然后根据需要加入小牛血清10%～20%即可。

【ELISA包被缓冲液】（0.05mol/L pH9.6碳酸缓冲液）

1. 成分

碳酸钠	1.59g
碳酸氢钠	2.93g
蒸馏水	1000ml

2. 制法

将上述成分充分溶解于1000ml蒸馏水即可。

【ELISA 封闭液】（2% BSA）

1. 成分

牛血清白蛋白（BSA）	2ml
0.01mol/L pH7.4 磷酸盐缓冲液（PBS）	1000ml

2. 制法

将牛血清白蛋白与磷酸盐缓冲液 1000ml 充分混合，即为 2% BSA。

【ELISA 洗涤液】

1. 成分

Tween-20	0.5ml
0.01mol/L pH7.4 磷酸盐缓冲液（PBS）	1000ml

2. 制法

将 Tween-20 与磷酸盐缓冲液 1000ml 充分混合备用。

【ELISA 底物显色液】

1. pH5.0 磷酸盐-柠檬酸缓冲液

（1）成分

0.2mol/L Na_2HPO_4（28.4g/L）	10.3ml
0.1mol/L 柠檬酸（19.2g/L）	9.7ml

（2）制法

将以上溶液充分混合，然后加入蒸馏水至 100ml，即为 pH5.0 磷酸盐-柠檬酸缓冲液。

2. 底物显色液

（1）成分

1mg/ml 邻苯二胺	40ml
pH5.0 磷酸盐-柠檬酸缓冲液	100ml
30% H_2O_2	7.5μl

（2）制法

取邻苯二胺加入 pH5.0 磷酸盐-柠檬酸缓冲液，待完全溶解后，再加入 30%的 H_2O_2 充分混匀即可。底物显色液需要现配现用，注意避光保存。

【ELISA 终止液】（2mol/L 硫酸）

1. 成分

浓硫酸	1ml
蒸馏水	18ml

2. 制法

将 1ml 浓硫酸缓慢滴入 18ml 蒸馏水中即可，滴加浓硫酸时，注意要不断搅拌。